予防接種の事故防止ガイド

医療法人社団 崎山小児科
理事長 崎山 弘

予防接種の手順書

医療機関名 _____

作成日　　　　年　　　　月　　　　日

署名欄 _____
_____
_____

変更日　　　　年　　　　月　　　　日

署名欄 _____
_____
_____

変更日　　　　年　　　　月　　　　日

署名欄 _____
_____
_____

本書の目的は、予防接種の事故を防ぐ手順書を作成することです。
1次予防、2次予防の章では、要点のほかに具体的な事故防止チェックリストを記載しましたので、
各医療機関で考えた内容を記入すれば予防接種の手順書が作成できます。
記入が終了し、上記の欄に「医療機関名」「日付」「全職員の署名」が済めば手順書の完成です。
なお、一部の抜粋ならびに改変を加えて使用することは、
目的の達成に支障が生じる恐れがあるので固くお断りします。

はじめに

　予防接種での事故があとを絶ちません。兄弟を取り違えて異なるワクチンを接種してしまった、接種量を間違えた、接種間隔を間違えた、期限切れのワクチンを接種したなどが代表的な事故です。「接種をする前に、確認しよう」という呼びかけだけは続いているのに、一向にミスがなくならないのは何故でしょう。

　予防接種は、特殊な医療です。

　ワクチンの種類は、保険診療で使われる薬と比較すると格段に少なく、医療機関が主に扱うワクチンは10種類程度です。皮下注射と筋肉注射が大部分で、接種液の調整などの準備は煩雑なものではありません。診療にあたっての難しい診断もほとんど不要です。対象者も限定されています。予防接種ガイドラインという基本的な手順も定められています。

　その一方で、定期接種だけで年間3300万回、インフルエンザなど任意の接種も含めると、年間6000万回以上行われる医療行為です。頻度も扱う医療機関の数も多く、接種を行う医師や看護師の習熟度も様々で、実施する医療機関の建物の構造、人員、規模なども大きく異なります。接種をする側の条件が様々なので、すべての医療機関に共通な事故予防手段を作成することは困難です。

　また、事故予防のために方策を立てようとしても、個々の医療機関で何をどのようにすれば事故予防が達成できるかを具体的に示す指標がありませんでした。事故予防のために接種の手順を改善しようとしても、有効な行動変容が実行されない状態が続く限り、ミスが減ることはありません。

　事故を予防するためには、それぞれの医療機関で、予防接種業務をどのように実行するかを決めておくことが必要です。

　本書は、各医療機関で予防接種の事故を防止するための手順書が作成できるように作られています。医学的な専門用語をなるべく避けて、医師だけでなく、看護師や薬剤師、事務職員など、医療機関にかかわるすべての職種の方にわかりやすい記載を心がけました。

　医師以上にコメディカルスタッフの協力が事故防止に直結します。

　この手順書を作成して終わりにするのではなく、常に更新を行い、医療機関として意思統一を図って、実践できるような行動変容を起こすことが大事です。

　予防接種の制度が変わるとき、医療機関での勤務体制が変わるとき、予防接種について失敗やニアミスを経験したときなどは、作成した手順書を更新してください。医療機関にかかわる全職種の方々が共通認識を持って手順書を作成し、実践に努めていただきたいと思います。本書が予防接種の事故の予防に貢献できれば幸いです。

2014年8月

崎山　弘

CONTENTS

❶ "事故予防"を理解する ……………………………………………5
- **01** 3つの事故予防策 ……………………………………………5
- **02** 言葉の定義 ……………………………………………………6
- **03** 手順書の作成方法 ……………………………………………10
- **04** 手順書の活用方法 ……………………………………………11
- **05** 手順書の更新 …………………………………………………12

❷ 現状を評価する ……………………………………………………13
- **01** スタッフ ………………………………………………………13
  - 記入 職員の名前と業務分担 ……………………………………14
- **02** 取り扱っているワクチン ……………………………………15
  - 記入 ワクチンの種類 ……………………………………………15
- **03** 備品ならびに薬品の準備状況 ………………………………16
  - 記入 備品や薬剤名 ………………………………………………16
- **04** 予防接種の習熟度 ……………………………………………17

❸ 事故発生の予防策（一次予防）………………………………20
- **01** 危険因子の除去と警鐘 ………………………………………20
- **危険因子 1** インフルエンザ、日本脳炎、B型肝炎、DT（二種混合）……22
  - **01** 接種量を間違える危険性　**02** 警戒標識をつける　**03** 規制標識をつける
  - 記入 インフルエンザ、日本脳炎、B型肝炎、DTの対応 …………24
- **危険因子 2** 兄弟での来院 …………………………………………25
  - **01** ワクチンの種類を間違える危険性　**02** 危険因子を除去する方法　**03** 警鐘の方法
  - 記入 兄弟・姉妹での来院についての対応 ………………………26
- **危険因子 3** 作業の中断 ……………………………………………27
  - **01** 手順を間違える危険性　**02** 危険因子を除去する方法　**03** 警鐘の方法
  - 記入 作業の中断についての対応 …………………………………28
- **危険因子 4** 同時接種 ………………………………………………29
  - **01** 注射器の空打ち（二度刺し）、針刺し事故の危険性　**02** 危険因子を除去する方法　**03** 警鐘の方法
  - 記入 同時接種の注射器についての対応 …………………………30
- **危険因子 5** 母子健康手帳の不備 …………………………………31
  - **01** 接種間隔、接種回数を間違える危険性　**02** 危険因子を除去する方法　**03** 警鐘の方法
  - 記入 母子健康手帳の不備についての対応 ………………………32
- **危険因子 6** 危険性（Risk）を過小評価する認知の歪み（Bias：バイアス）……33
  - ❶代表性　❷希有性　❸アンカリング　❹必要性　❺慣れ　❻利害関係　❼担当者の心身の健康状態　❽時間的な逼迫（忙しさ）
  - **01** 危険因子を除去する方法　**02** 警鐘の方法
  - 参考資料 認知の歪みと錯覚 ………………………………………39

❹ 事故拡大の防止策（二次予防）………………………………42
- **01** ダブルチェック ………………………………………………42
- **02** ダブルチェックの方法 ………………………………………43
- **03** 記入例からわかること ………………………………………44
- **04** ダブルチェックの実施 ………………………………………47
  - 記入 被接種者の属性について ……………………………………47
  - 記入 ワクチンの状況 ………………………………………………51
  - 記入 予診の内容 ……………………………………………………55

❺ 事故発生後の影響緩和策（三次予防）………………………58
- **01** 謝罪する ………………………………………………………60
- **02** 何が起こるかを説明する ……………………………………60
- **03** どのように対応するかを説明する …………………………61
- **04** 補償 ……………………………………………………………61

❻ 更新方法 ……………………………………………………………62

〝事故予防〟を理解する

　実際に手順書を作成するにあたり、手順書が意図していること、使われる言葉の定義や概念を理解するために、理論的なことなどを簡略に記載しました。医療機関で予防接種にかかわる看護師、薬剤師、事務職員などのコメディカルスタッフの方にも十分活用していただきたいと思います。
　本書を利用する前に、ぜひご一読ください。

01 | 3つの事故予防策

　事故予防の手段としては、病気の予防と同様に一次予防、二次予防、三次予防があります。

●一次予防…事故そのものを予防する

　これは、事故そのものを発生させない手段です。医療でいえば、予防接種で感染症の発症を予防する、食生活を改善して糖尿病の発症を予防するなどに相当します。事故防止の基本となる部分です。

●二次予防…失敗は発生したけれど、被害にいたる前にその影響を遮断する

　これは失敗が発生しても、被接種者に被害を与えないための手段です。医療でいえば早期発見・早期治療です。がん検診で、すでに発生してしまった早期胃がんを発見し、症状が出る前に外科治療を行って、がんによる被害を防ぐことなどに相当します。

●三次予防…失敗が発生して被害も生じてしまったけれど、その被害を最小限に食い止めて、被害からの回復を図る

　これは事故による被害が生じたあとで、その被害を最小限に抑えて被害からの回復を図るという手段です。医療では、リハビリテーションなどが相当します。

　この流れに沿って、ここでは事故予防の手段を一次予防、二次予防、三次予防に分けて説明してあります。

02 | 言葉の定義

　本書で使われる言葉の定義は、ほかの書籍では多少異なった意味で使われていることもあります。どの解釈が正解ということではなく、この本で使われる定義として、事故予防を実践する際に知っておくと有用な概念です。

●事故（Incident：インシデント）

　失敗（Error）、被害（Harm）が実際に発生した状況と、失敗や被害の発生にいたる一歩手前、つまりニアミスと表現される状況の総称。

　ニアミス例を Incident（インシデント）、実際に失敗や被害にいたった事例を Accident（アクシデント）と区別する表現もあるが、ここでは両者を合わせて事故（Incident）とする。

●失敗（Error：エラー）

　正常から逸脱したもの、ならびに操作に関するもの。

　原因にかかわらず、間違い、ミス、ルール違反などの総称。軽微なものから重大なものまでを含む。被害が発生しない場合もあるが、失敗することそのものは好ましいことではない。

　例 有効期限切れのワクチン、接種量を誤ったワクチンの接種

●被害（Harm：ハーム）

　失敗によって実際に発生した損害、障害、不具合。

　麻しんワクチンによる発熱などのように、通常見られる副反応も被接種者の立場からは健康被害となるが、失敗による損害ではないので、本書では被害としては扱わない。

　予防接種当日の食事が原因である食中毒の症状のように、医療機関側の失敗と関係なく偶然に生じた事象が原因である損害は紛れこみ事故であり、予防接種に関する被害とはみなさない。

　ただし、接種後のアナフィラキシーショックが生じた場合、アナフィラキシーショックそのものは失敗が原因の被害とは通常みなさないが、接種液の成分にアレルギーがあることを見落としていたために発症したアナフィラキシーショック、ならびにショックのあとの処置が不適切であったために発生した障害は、失敗であり被害である。

　例 免疫がつかなかった、副反応が発生した、金銭的な負担が増えた

〝事故予防〟を理解する

●危険性（Risk：リスク）

物あるいは行為について失敗または被害が起こる可能性。

例 予防接種を打ち間違える可能性、接種間隔を間違える可能性、免疫がつかない可能性

●危険性（Risk：リスク）の大きさ

危険性（Risk）の大きさは、次のようにあらわすことができる。

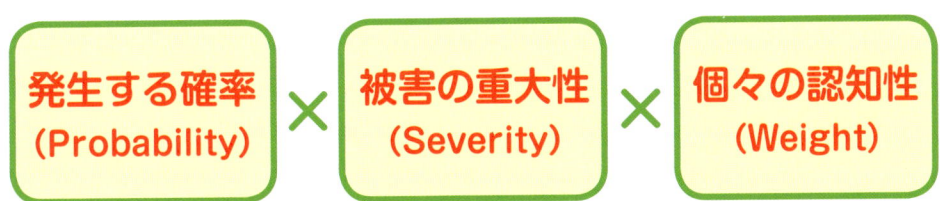

個々の認知性とは個人個人の受け止め方という意味で、様々な歪み（Bias：バイアス）が存在することが知られている。そのために同じ失敗（Error）や被害（Harm）が提示されても、危険性（Risk）の大きさには個人差がある。

例 車の運転中に子どもと接触事故（被害）を起こす可能性（危険性）

道路に子どもが飛び出してくる確率と実際に接触事故が起きたときの被害の重大性は、どの運転手にとっても同一であるが、いつもの慣れた道を走行している人と、その道を初めて運転する人とでは、道に慣れている人のほうが事故に遭う危険性（Risk）を小さく感じている。つまり「慣れ」は危険性（Risk）を小さく感じさせる歪み（Bias）である。

●危険因子（Hazard：ハザード）

危険性を引き起こす要因。

危険因子（Hazard）があれば必ず失敗（Error）が生じるとは限らないが、危険因子が存在する分だけ、危険性（Risk）は大きくなる。

例 兄弟での来院は、予防接種取り違いの危険因子

●熟知習慣の行動（Skill-based behavior）

何度も繰り返し実施した経験があり、慣れているために、ほぼ無意識でも実行可能な行動。

例 手慣れた料理、慣れた道の運転、何度も練習した曲の演奏

1

●規範順守の行動（Rule-based behavior）
　ガイドラインや手順書を1つずつ確認しながら進む、決まりごとに則った行動。
例 料理本通りの調理、プロトコール、クリティカルパス、ガイドラインに従った診断や治療、楽譜通りに弾く演奏

●思考判断の行動（Knowledge-based behavior）
　あらかじめ定められた手順がないために、経験や知識に基づいて状況を判断したうえで目的に向かって決定した行動。
例 初めて扱う素材から作る料理、知らない街での運転、即興演奏

●警戒標識（Sign：サイン）
　現状の特徴か行動への条件を提示して、危険因子（Hazard）あるいは危険性（Risk）を知らせ、あらかじめ決められた行動へ誘導する表示物。

例「工事中」の道路標識は、運転中のドライバーに、道路上の障害物などの存在を知らせて、事故を回避させるために速度を落とすなどの行為を誘導する。

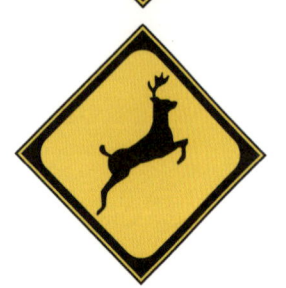

例「動物が飛び出すおそれあり」の道路標識は、「危険な動物がいて、動物に襲われる恐れがある」と、動物そのものの危険性を伝えるものではない。
　「道路上に鹿などの動物がいる可能性がある」という現状を知らせることにより、動物との衝突事故（被害）を回避させるために速度を落とすなどの行為を誘導する。

●規制標識（Signal：シグナル）
　その場面、その時点において、行動に制限を加えて失敗（Error）を回避する合図となる表示物。

例 交差点の手前にある「一時停止」の道路標識は、この交差点では横切っている道が優先道路なので、衝突事故（失敗、被害）を回避するために、必ず止まって安全確認が必要であることを示している。

●品質危機管理
(Quality Risk Management：クォリティ リスク マネージメント)

　現状での危険性を見出し、あるいは次に生じる危険性を予期して、その危険性を容認レベルまで下げることによって失敗や被害の発生を抑え、質を管理する。この行為を繰り返し継続すること。

　以下のような例がある。

例1 自家用車を運転しているときに、見通しの悪い曲がり角（危険因子）に来たら、見えないところに車が止まっている可能性（危険性）を予期して、減速することによって衝突事故（被害）を回避する。

例2 ゴルフをしているときに、ティーショットの球がバンカー（危険因子）に入ったときは、そこでミスショット（失敗）をする可能性（危険性）を予期して、いつもより膝を深く曲げてスイングすることによって、スコアの悪化（被害）を回避する。

例3 3歳の子どもの風邪症状に対して、てんかん発作の既往があること（危険因子）を知った場合は、発熱時に痙攣発作（失敗）が起こる可能性（危険性）を予期して、抗ヒスタミン薬の処方を差し控えることにより、痙攣重積発作（被害）を回避する。

例4 予防接種を実施しようとした際に、兄弟で来院していること（危険因子）に気がついたら、ワクチンの取り間違い（失敗）の可能性（危険性）を予期して、兄弟を別々に入室させることによって、ワクチンの打ち間違い（失敗）を回避する。

例5 複数の注射器をあらかじめ用意してから同時接種（危険因子）する場合は、先に打った注射器でもう一度接種（失敗）をする可能性（危険性）を予期して、医療機関内での注射器の動線を一方通行にすることによって、二度刺しという打ち間違い（失敗）を回避する。

　あるいは、同時接種にかかわらず、これから接種する注射器と接種を終えた注射器の動線が交差しないようにルールを決めておくことによって、打ち間違いが起こり得ないようにする。

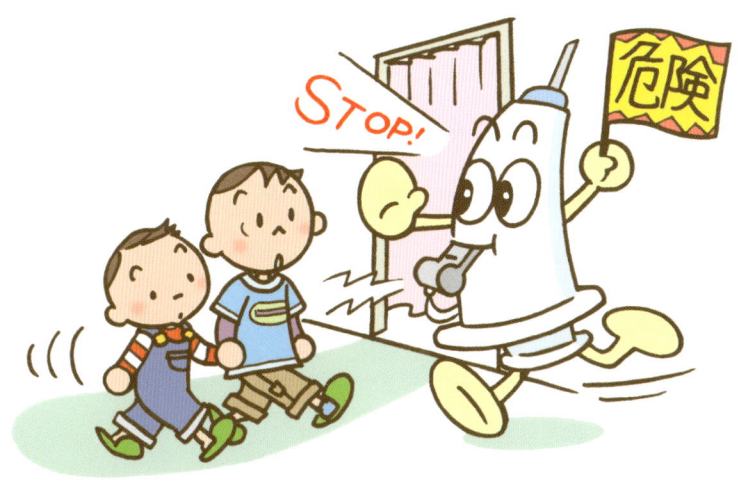

03 | 手順書の作成方法

これから行う作業の大まかな流れと、何を意図して作業をしているのかを知っておきましょう。

☀ | 事故の発生予防（一次予防）

まずは危険因子を排除します。

繰り返される失敗には、すでにわかっている危険因子が数多くあります。その危険因子を除去できれば、危険因子が減った分だけ危険性を減らすことができます。医療機関の現状を評価するとともに、危険因子を見つけて排除することから事故予防は始まります。

ただし、医療機関の建物の構造上の制約や、職員の人数、予防接種を行う頻度などによっては、危険因子を排除できないこともあります。

排除できない危険因子は、そのまま放置するとやがて事故が生じます。

それを防ぐために、危険因子に標識をつける作業を行います。標識には危険因子の存在を明示して適切な行動を促すための「警戒標識」と、とりあえず作業を一時中断させる「規制標識」の2種類があります。たとえていうなら、注意信号と赤信号です。標識にしたがって行動することにより、危険因子があっても事故を起こすことが予防できます。

☀ | 事故の拡大防止（二次予防）

事故の危険性を皆無にするゼロリスクは、目標ではあっても実現不可能です。事故が発生することを前提に、失敗を早期発見し、早期対応することで失敗が発生しても被害にいたらないようにする予防策も重要です。

そのために有用な手段がダブルチェックです。

いつ、どこで、誰が、何（決められた項目）を、何（正確な情報源）と、どのように確認するか。それぞれの項目について2組作成する作業を行います。

「あとでチェックするつもりだった」「看護師がチェックすると思っていた」「医師が接種する前に確認すればよかった」といった言いわけをしないで済むように、チェックリストを作成し、確実に実行しましょう。

ダブルチェックをするのですから、失敗は許されることが前提です。もう一人がそれを見つけてくれるはずです。

事故の影響緩和（三次予防）

　事故の予防策も講じていた、ダブルチェックをしていた、それでも失敗が発生して被害が出ることを皆無にすることは困難です。被害が出てしまってからも、その被害の回復を図り、**被害を最小に食い止めることも重要な事故予防**の手段です。

　被害に対して補償が必要となった場合、当然のことながら被害が小さいほうが補償額も少なくなります。一旦発生した被害を回復させることによって、補償額を少なくすることができます。

　被害者のためにも、自らのためにも、健康被害の治療には最大限の努力を費やすことが大切です。

04 手順書の活用方法

　手順書を作るにあたり、新たな委員会を立ち上げたり、新たな役職を設けたり、新たな設備を作る必要はほとんどありません。

　完成した手順書には、珍しいことや難しいことが並ぶこともありません。

　手順書の作成は、ふだん自分たちが行っていることの見直しであり、今まで曖昧にしていた部分があったことに気づくことでしょう。確認しているはずだと思っていても、**「誰が、どこで、何を確認するか」について明確**にしておかなければ、誰かが確認すると思い込んでいるだけです。

　手順書は、作成しても実践しなければ事故の予防はできません。

　記入の段階から医師、看護師、薬剤師、事務職員など、医療機関にかかわるすべての職種が参加することになりますが、その全員が納得して実行するという意思表示を残すために、**手順書が完成したら日付を入れ署名を**してください（2ページ参照）。これは誓約書ではなく、自分が医療機関の職員として、納得して作業に従事することを宣言するための署名です。仰々しいと思われるでしょうけれど、事故予防には、それだけの気力と労力が必要であることを認識する意味でも重要です。

　全員の署名が済めば、「○○小児科　予防接種の事故防止・手順書 第1版」の完成です。その日から実際に使用します。また、この手順書はいつでも誰でも、すぐに参照できる場所に常備し、わからないことがあったら確認できるようにしておきます。

05 | 手順書の更新

　手順書を実行すると、不都合なところ、網羅されていないところ、今まで気がつかなかったところなどが判明します。それぞれの医療機関の実情に合わせて、人の動きや物の流れなどを加筆する必要もあります。

　予防接種業務を続ける中で「接種間隔は、看護師ではなく、受付の事務が確認したほうがやりやすい」といったように、各医療機関の状況に応じた具体的な意見も出てきます。事故のニアミス例を経験することもあるでしょう。その場合も、どこに問題があったのか、危険因子は何かを見つけて対応をすることが必要です。

　インシデントレポートの作成をしている医療機関であれば、そのレポートを検討する際にあわせて手順書を改定することをお勧めします。

　また、医療機関を改築して構造が変わった、看護師や事務職員の人員に増減があった、予防接種制度が変わった際には、手順書も更新してください。

　危険が空から降ってくることはあっても、安全は自然には生まれません。

　関係者が知恵を出して、情報共有し、お金をかけて、手間をかけて、危険性を減らすこと、その努力を継続することによって、以前にも増してより安全に見える状態が維持されることになります。

　この手順書も安全性を保証するものではなく、危険性を限りなく減らす努力をお手伝いしているアイテムだと認識していただけると幸いです。

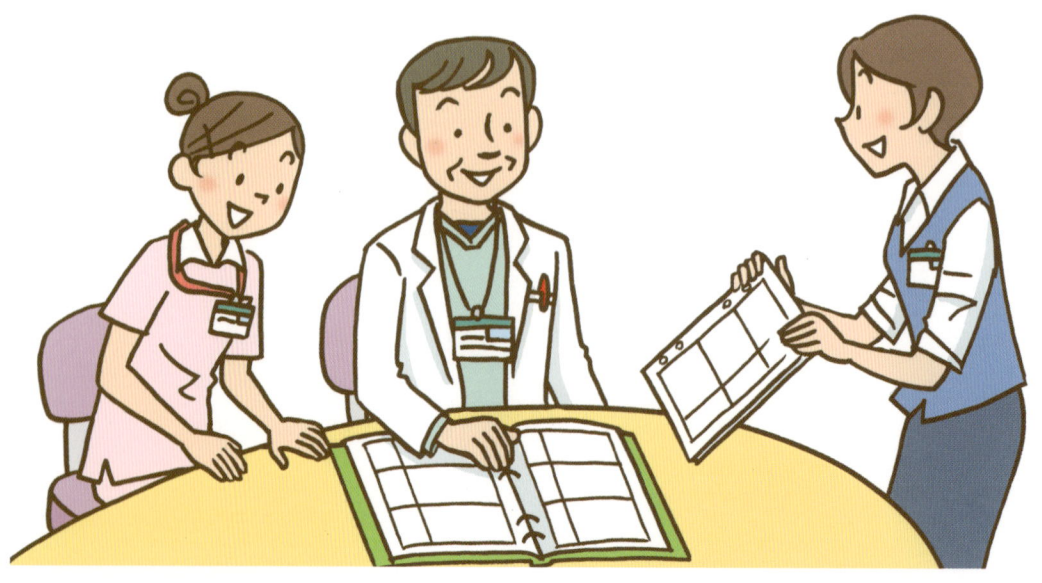

2 現状を評価する

質の向上の第一歩は、現状評価から始まります。自分自身の医療機関がどのような状況にあるのかを、構造の面で確認することが必要です。

01 スタッフ

- ●現在勤務している職員の名前をすべて記載
- ●各職種が医療機関内で実際に行っている予防接種に関する業務分担を記載

　医師については、当該市区町村と定期予防接種に関しての契約が済んでいることを確認します。

　業務分担は「❹事故拡大の防止策」（42ページ参照）で必要になります。

　看護師長、事務長などの役職名のこともありますが、受付会計係、処置室担当看護師、予防接種担当看護師などの役割があれば、それを記載します。明確な分担を決めていない場合は、事務1、事務2などと区別することも可能です。

■業務分担の例

医　　師……院長、一般診察担当、予防接種担当、非常勤医1、非常勤医2　など
看護師……看護師長、診察介助担当、処置室係、予防接種担当、在庫管理担当、
　　　　　看護師1、看護師2　など
事務職員…事務長、会計担当、受付担当、物品係、事務1、事務2　など
薬剤師……薬剤師長、調剤担当、監査担当、在庫管理係、払い出し係　など
その他の職員（検査技師、保育士、栄養士など）……
　　　　　検査担当、待合室担当、診療介助担当　など

　多くの医療機関では、業務分担をローテーションなどによって、「今日の処置室係の看護師はAさん」などと決めていたり、「今日はお休みの人がいるから、事務は一人」ということもあったりするでしょう。

　次頁の表に、各医療機関に勤務している職員名ならびに業務分担を記入しましょう。

2

	氏名	業務分担	備考
医師			市区町村との契約　未・済
			市区町村との契約　未・済
			市区町村との契約　未・済
			市区町村との契約　未・済
			市区町村との契約　未・済
看護師			
事務職員			
その他の職員			

02 | 取り扱っているワクチン

　医療機関で採用している予防接種について、その種類と医療機関の所在地以外で契約している自治体名を記入してください。地方自治体によっては、予診票の種類、接種対象者、接種料金などが異なることがあります。近隣の市町村で、定期接種の相互乗り入れをしている場合は、その違いについて追記しておくとよいでしょう。

採用の有無	ワクチンの種類	備考（乗り入れ自治体の制約など）
	ＢＣＧ	
	ＭＲワクチン	
	麻しんワクチン	
	風しんワクチン	
	水痘ワクチン	
	おたふくかぜワクチン	
	ロタリックス®	
	ロタテック®	
	Ｈｉｂワクチン	
	13価肺炎球菌ワクチン	
	ＤＰＴ-ＩＰＶ（4混）	
	ＤＰＴ	
	不活化ポリオワクチン（IPV）	
	日本脳炎ワクチン	
	ＤＴ	
	サーバリックス®	
	ガーダシル®	
	23価肺炎球菌ワクチン	
	Ａ型肝炎ワクチン	
	Ｂ型肝炎ワクチン	
	インフルエンザワクチン	
	破傷風トキソイド	
	成人用ジフテリアトキソイド	
	狂犬病ワクチン	
	黄熱ワクチン	
	生ポリオワクチン	

03 ｜ 備品ならびに薬品の準備状況

　予防接種を実施するにあたり、必要あるいは有用と思われる備品や薬剤を以下に記載します。保有状況を確認してください。

保有の有無	品　目	備考（有効期間など）
	体温計	
	血圧計	
	SpO₂モニター	
	ＡＥＤ（自動体外式除細動器）	
	酸素ボンベ	
	エピネフリン	
	アンビューバッグ	
	ワクチン専用冷蔵庫	
	ワクチン専用冷凍庫	
	冷蔵庫用温度計	
	予防接種ガイドライン※	最新版
	予防接種と子どもの健康※	最新版

※公益財団法人予防接種リサーチセンター発行

現状を評価する

04 | 予防接種の習熟度

　予防接種は広く知られている医療ですが、各医療機関、さらには医師や看護師、事務職員など、個人によって予防接種の習熟度は異なります。

　新規開業したばかりの医療機関では、ワクチンや物品の定位置も決まらずに、人や物の動線も試行錯誤の状態です。初めはこれでよいと思っていても、業務を続ける中で小さなミスやニアミスを繰り返しながら修正を重ね、やがて1つのローカルルールに落ち着きます。

　また、同じ医療機関の中であっても、経験年数が長い看護師と新人の看護師では、予防接種の実施にあたって意識することが異なります。最初のうちはマニュアルなどを参照しながら予防接種の準備をしていた人も、経験が豊富になるとあまり考えることなく次の手順が自然にできるようになります。予防接種業務の経験年数が短い人であっても、たとえばインフルエンザ予防接種のように短期間に集中的に行われる予防接種については、早期に多くの経験ができるために、すぐに手慣れた作業になることもあります。

　これらの習熟度の違いを数値化することは困難ですが、事故予防の観点から、下記の「Rasmussenの人間行動モデル」にしたがって、各自が行っている予防接種がどの行動レベルに属しているかを分類します。それが日常的に繰り返され慣れている行為か、規則にしたがって手順通りに行われる行為か、1つひとつ考えながら実施される行為であるかによって、事故予防の対応を変える必要があるのです。

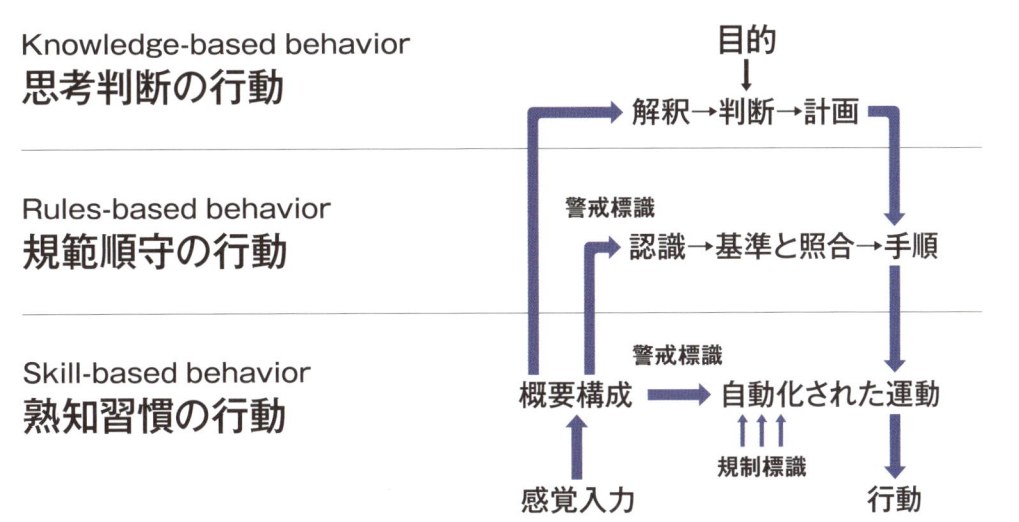

Rasmussenの人間行動モデル1983[2)]

2

●熟知習慣の行動

　予防接種を何度も繰り返し実施しているうちに、手順にも慣れてきて、手順書などの確認をすることなく、滞りなく速やかに予防接種を実施できるようになります。

　一旦作業が始まると、ほぼ無意識に自動的に作業が進むため、途中で何かの判断にともなって作業に修正を加えることは困難です。

　「ついうっかり」「確認不足で見落とした」「いつもは確認しているのだが」といった理由で失敗をする危険性が大きい行動です。この場合、作業途中の「警戒標識」も事故予防に有効ですが、より事故予防に効果的なものが最後の段階でのストップをかける「規制標識」です。

●接種量の誤り
　3歳以上で本来0.5mLであるはずの日本脳炎ワクチンが0.25mLで用意されていたなど
●ワクチンの取り違え
　水痘ワクチンを接種するはずが、B型肝炎の予防接種が準備されていたなど

　このような失敗については、予防接種を実施する医師が注射器を手に取ったときに確認することが最後のチェックポイントです。この確認を忘れないように、「規制標識」を利用することが効果的です（23ページ参照）。

　また、あまり考えることなく手が動くために、何らかの理由で予定外に作業を中断すると、再開する際に手順を間違える危険性があります。作り慣れた料理を調理しているときに、友人から電話がかかってきた状況を想像してください。電話対応を済ませてから調理の続きを再開するときに調味料を入れ忘れる、量を間違えるといった失敗をするのも同様です。

　熟知習慣の行動では、作業の中断が失敗を招く要因になります。その対応策を講じることも事故予防に有効です。

●規範順守の行動

　初めて予防接種を実施する人は、予防接種ガイドラインや予防接種実施規則などの公的な手順書や各医療機関での決まりごとを1つひとつ教わったり、確認したりしながら接種を行います。

　手順書などにしたがって作業を行うので、失敗が少ないように思えますが、誤った情報を最初に入力すると、途中で間違いに気づきにくいという特徴があります。

　たとえば、兄が日本脳炎1期2回目の予防接種、弟がインフルエンザ1回目の予防接種を

目的として来院した際、最初に「兄がインフルエンザの2回目」と思い違いをすると、そのまま手順にしたがって準備をしてしまう恐れがあります。

この場合、兄弟一緒の来院は予防接種を取り違える危険因子です。準備作業に入るとき、準備作業をしているときに、「来院している子は兄弟と一緒に来た」という意味の「警戒標識」を常に表示することが事故予防に有効です。

予防接種を準備している最中に「この子は兄弟と一緒に来院している、ワクチンの取り違いなどの間違いはないか」と留意することができます（25ページ参照）。

● **思考判断の行動**

基礎疾患のある小児が規定の接種間隔ならびに接種回数から外れた状態で受診した場合、通常のマニュアルでは対応が困難なので、副反応をなるべく回避しながら予防効果を得るために、どのような接種を行うことが好ましいかを判断してから接種を実施します。

思考判断の行動は1つひとつ考えながら行動するので、うっかりした失敗は少ないはずです。

しかし、予診票に「アレルギーあり」と記載がありながら詳細な問診をしなかったためにワクチンによるアナフィラキシーが生じたという症例のように、本来なら「思考判断の行動」にするべき情報を見落とし、「規範順守の行動」や「熟知習慣の行動」で実施してしまうと失敗を招くことがあります。

予診票に「警戒標識」をつけて「この接種は通常とは異なる」と明示することによって、このような失敗を予防することができます。

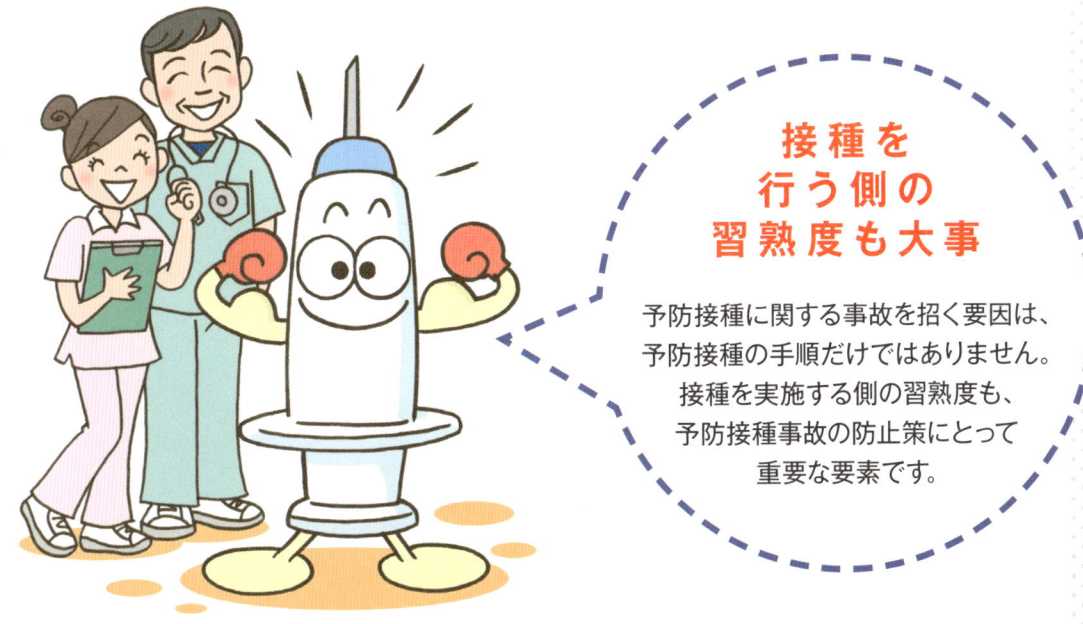

接種を行う側の習熟度も大事

予防接種に関する事故を招く要因は、予防接種の手順だけではありません。接種を実施する側の習熟度も、予防接種事故の防止策にとって重要な要素です。

事故発生の予防策（一次予防）

失敗の誘因となる危険因子を明確にしたり、除去したりすることによって危険性を軽減すれば、事故の発生を防ぐことができます。

01 危険因子の除去と警鐘

　でこぼこ道を自転車で走れば、ハンドルを取られて転ぶ危険があります。注意して凸凹を避けるか、自転車から降りて押して歩けば、転ぶ危険性は小さくなりますが、それよりも路面の凸凹をきれいに舗装すれば、転ぶ危険はより小さくなります。

　ゴルフをする際、バンカーという危険因子（Hazard）に球を打ち込まないよう細心の注意を払うよりバンカーを埋めてしまい、全部フェアウエーにすれば失敗は少なくなります。

　このように失敗の誘因となる危険因子を除去することにより、危険因子がなくなった分だけ、危険性を軽減することが可能となり、事故の発生を予防することができます。

　ただし、医療機関の場合、危険因子を除去するためには、建物の構造に変化を加える、人員を増やす、新たな設備を導入するなど、経済的負担や時間がかかることが多いので、実行することは容易ではありません。

　簡単に取り除けない危険因子がある場合には、危険因子の存在を警鐘し、目立たせることによって、目前に迫っている危険性を認識できるようにします。その結果、危険性を減らす行動を取ることができ、失敗を回避し、被害を防ぐことができます。

　「❹事故拡大の防止策」（42ページ参照）で紹介するダブルチェックを徹底すれば、このような事故発生予防策は重要ではないと思う方もいるかもしれません。しかし、ダブルチェックは二次予防であり、一次予防である事故発生予防策の補完的な手段です。

　さらにダブルチェックができないタイプの失敗もあります。ダブルチェックができるものは、他人に対してチェック項目が情報として明確に示されているものだけに限られます。

事故発生の予防策（一次予防）

> ●**ダブルチェックが困難な事故の例**
>
> 　看護師が日本脳炎ワクチンの準備を開始した。予診票で接種の種類を確認して冷蔵庫から日本脳炎ワクチンの箱を取り出した。添付の溶剤（日本薬局方注射用水）を注射器に吸い上げて、エア抜きをして正確に0.7mLを準備したとき、「待合室で嘔吐した子どもがいるので対応してほしい」と他の看護師から声をかけられた。
>
> 　床を拭くなどの対応をして戻ってきたときに、その看護師はすでにワクチンを溶解したと思い込み、ワクチンを溶くことなく注射器の内容を0.5mLに調整して、ワクチンのバイアルとともに接種医の手元に持ってきた。
>
> 　接種医は注射器に充填されているワクチンが0.5mLであることと、同時に持参したバイアルが日本脳炎であることを確認して、適切にワクチンが準備されたと思い、そのまま接種した。
>
> 　この事故では、実際にワクチンを溶解したかどうかという情報は操作した本人以外に伝わることがないので、ダブルチェックはほぼ不可能です。このような失敗については、失敗にいたる危険因子を除去するか、危険因子を明示するという手段が有効になります。

　国立感染症研究所感染症疫学センターが発行している冊子「予防接種における間違いを防ぐために」では、実際にあった間違いの事例として、**ワクチンの種類の間違い、接種回数の間違い、接種間隔の間違い、接種量の間違い、筋肉注射するべきものを皮下注射したなどの接種方法の間違い、接種器具の間違い、保管方法の間違い**を挙げています。そのほか、**接種対象年齢の間違い、兄弟を間違えるといった接種対象者の間違い**などがよくみられる失敗例でしょう。

　100種類の失敗例から100通りの教訓を引き出すよりも、100の事例から共通する1つの危険因子を見つけて、それを除去するか警鐘することができれば事故予防を効率的に行うことができます。

　頻度の多い予防接種事故と、その危険因子の組み合わせはいくつも考えられますが、この章では「インフルエンザ、日本脳炎、B型肝炎、DT（二種混合）」「兄弟での来院」「作業の中断」「同時接種」「母子健康手帳の不備」「危険性（Risk）を過小評価する認知の歪み（Bias:バイアス）」について解説します。

　危険因子を排除する、あるいは警鐘を与えるために際立たせる具体例、ヒントを紹介しますので、各医療機関の関係者で話し合い、具体的な対策方法を決めてください。

　また、これら以外にも危険因子はいくつか見つかると思います。各医療機関で危険因子を除去する、あるいは明示する手段を講じて、事故の危険性を回避してください。

3

危険因子 1 インフルエンザ、日本脳炎、B型肝炎、DT（二種混合）

01 接種量を間違える危険性

　ここで示した4つのワクチンは、年齢によって接種量が異なります。
　下記のような場合、接種量を間違える失敗（Error）が生じます。

- 保護者が予診票に記載する年齢を書き間違えていた。
- 同時に複数の人のワクチンが準備されていた。
- 兄弟で同じ種類の予防接種を受けに来ていた。

　間違えて少なく接種した場合であれば、もう一度、針を刺すという不愉快があっても、直後に追加で接種することによって大きな被害は避けられますが、間違えて多く接種した場合は、過剰な副反応が生じる危険性があります。
　危険因子を排除しようとするなら、年齢によって接種対象者の待合室を分けて区別するなどの方法も考えられますが、実際には危険因子を排除することは困難です。危険因子があることを警鐘することによって、失敗を防ぐことが求められます。

02 警戒標識をつける

　「警戒標識」は、「現状の特徴か行動への条件を提示して、危険因子（Hazard）あるいは危険性（Risk）を知らせ、あらかじめ決められた行動へ誘導する表示物」です（「❶"事故予防"を理解する」5ページ参照）。
　インフルエンザなどの予防接種は、年齢によって接種量が異なるという特徴を、予診票を受け取る事務職員、ワクチンを準備する看護師、診察を介助する看護師、診察を行う医師に提示し、職員全体で共通認識を持って接種量を確認する必要があります。これらの作業を誘導するのが「警戒標識」です。

事故発生の予防策（一次予防）

例 インフルエンザ、日本脳炎、B型肝炎、DT（二種混合）の予防接種では、予診票の年齢と接種量を赤丸で囲み、この予診票を確認する事務職員、看護師、医師、保護者に対して、年齢と接種量の数値が目立つようにする。

右の予診票では、①は１回目の接種、２Ｙは２歳、0.25 は接種量が 0.25mL であることを示している。

一番下の欄でも接種量の 0.25 を赤丸で囲んである。

これらが「警戒標識」である。

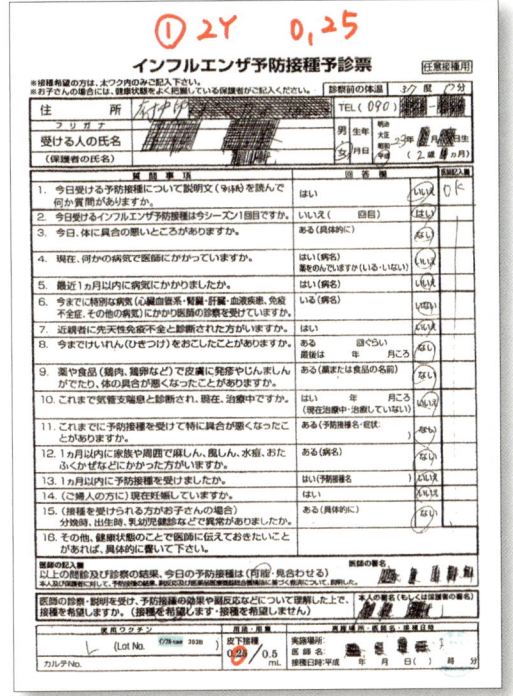

03 規制標識をつける

「規制標識」は「その場面、その時点において、行動に制限を加えて失敗（Error）を回避する合図となる表示物」です。

道路の赤信号のように、そこまで順調に走っていても、有無を言わさず「その場で直ちに止まれ」を指示するものです。

例 インフルエンザ、日本脳炎、B型肝炎、DT（二種混合）の予防接種では、予診票の年齢と接種量を赤丸で囲み、接種医が接種直前に「○○mL」と声に出して、注射器の内容量と予診票の記載が合っていることを確認する。

「年齢と接種量を赤丸で囲む」が「警戒標識」と同じ内容であることを不思議に思われる方もいると思います。「警戒標識」と「規制標識」は同じ表示物であっても、使い方によって区別されています。

インフルエンザの予防接種は短期間に集中的に行われるので、１日に１００人以上の人数をまとめて接種することもあるでしょう。そのときは、ほとんど何も考えずに自動的に手順を進めて仕事をしています。一定のリズムで業務が続く流れ作業は、定型的な作業の繰り返しになるので間違える要素も少なく、むしろ失敗は少ないのですが、実は個々の確認作業が

省略されているために効率がよくなっているのです。信号や交差点がなく、道幅が広くて見通しがよく、急なカーブがなく、対向車や歩行者もいない高速道路のようなものです。それでも前方に、赤色回転灯がいくつも並んでいれば、そこで車の運転を止めるでしょう。

　流れ作業で接種をしているときは、何らかの情報を受けてもそれなりに判断しているので、実施している作業を中止できるタイミングはそう多くはありません。もし何か問題があったときに失敗を回避できるのは、接種直前の確認などに限られます。

　「思考判断の行動」や「規則遵守の行動」であれば時間的に余裕があるので、複数の確認作業を実施できるかもしれません。「熟知習慣の行動」では接種直前にワクチンの有効期間、前回の接種からの接種間隔など、数多くの情報を瞬時に確認することは非現実的です。接種医が注射器を手にしてから注射するまでの短い時間で確認できる項目は、ごくわずかです。

　予診票の赤丸で囲われている接種量「0.5mL」あるいは「0.25mL」と手にした注射器の内容が一致しているかどうかを確認して、異なるようなら注射器を置く。これが「規制標識」の使い方です。

　以上をヒントとして、各医療機関の実情に合わせた形で、「警戒標識」ならびに「規制標識」をどのような形で使用するかを話し合い、下の欄に記入してください。

●インフルエンザ、日本脳炎、Ｂ型肝炎、ＤＴの対応

記入を！

警戒標識：

規制標識：

危険因子 2　兄弟での来院

01 ｜ ワクチンの種類を間違える危険性

　兄弟が同時に予防接種目的で来院した場合、それぞれの予防接種を取り違える危険性があります。
- 弟の名前を呼んだときに、間違って兄が入室してくる。
- 二人一緒に入室している場合、トイレに行くなどの理由で接種直前に、兄と弟とが入れ替わって座っていた。
- 予診票やカルテが取り違えられていた。

　たまたまワクチンを間違えても、ちょうど接種時期に相当しているような場合であれば、実質的な被害は発生しないことになりますが、種類の異なるワクチンを接種すれば、不必要な副反応の発生などの被害を与える危険性があります。

02 ｜ 危険因子を除去する方法

　一人ひとり別々に、接種する部屋に呼び込むことによって、兄弟の混在を避けることができます。

　多くの場合、一人の保護者が複数の兄弟を連れてきます。保護者が目を離している時間の子どもの安全を確保するために、職員の誰か一人（看護師あるいは事務職などの職員）が、一人目の接種終了まで、待合室などの別室でもう一人の子どもを預かっておくようにすると、兄弟の入れ替わりを防ぐことができます。

03 ｜ 警鐘の方法

- **被接種者に「警戒標識」をつける**
- 首からぶら下げるタイプの名札をつける。
- リストバンドをつける。
- シールを腕などに貼る。

　兄弟・姉妹と一緒に来院している旨を示すアイテムを被接種者に持たせて、カルテ、予診票、ワクチンの種類の取り違えの危険性を看護師、医師などに伝えます。

●母子健康手帳、予診票に「警戒標識」をつける

　予診票やカルテに「警戒標識」をつけることによって、被接種者が目の前にいなくても、事務、看護師、医師に「兄弟での来院」であることを警鐘することができます。「次に入室する子どもは兄弟が一緒に来ているから、どちらの子どもが入室してくるのかを確認しよう」「今、準備している予防接種は、兄弟一緒の来院だから間違えないようにしよう」などの配慮が可能になります。

例 カルテ、母子健康手帳や予診票などの書類を接種する診察室に持ってくるときに、通常は無色透明なクリアファイルに挟んでいるが、色つきのクリアファイルで挟むことによって、「このカルテの持ち主が兄弟で来院している」ということを明示する。

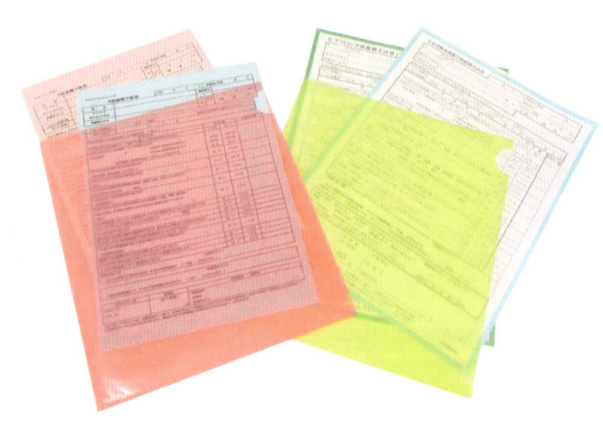

●兄弟・姉妹での来院についての対応

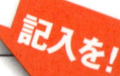

事故発生の予防策(一次予防)

危険因子 3　作業の中断

01 ｜ 手順を間違える危険性

　料理本などを見ないで調理できるような、いつもの料理を作っているときに、電話がかかってきたり、インターホンが鳴って宅配便が来たりするなど、思いがけない作業の中断があると、調味料を入れ忘れるなど、その後の手順を間違えてしまうことがあります。
　予防接種液の調整は、次のような一連の流れとともに実施されます。

予診票などにより指定されたワクチンを冷蔵庫から取り出す
↓

有効期間を確認する
↓

溶解液でワクチンを溶く
↓

接種量を合わせてエア抜きをする
↓

注射器と注射針の接続が確実であることを確認する

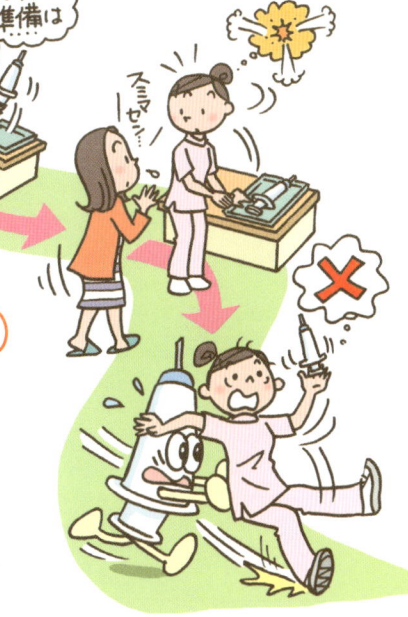

　熟練すると、ほぼ無意識に自動的に作業が進みます。
　この作業の途中で電話がかかった、保護者に声をかけられたなど、突発的な出来事で止むを得ず一旦手を離したとします。すると、その後に作業を再開したとき、すでに作業が済んだものとして手順を飛ばして失敗をする危険性があるのです。

02 ｜ 危険因子を除去する方法

●ワクチンの準備に取りかかったら、何があっても途中で作業を止めることをしない。
●もしも途中で作業を止める場合は、そのワクチンは廃棄する。

03 | 警鐘の方法

●**表示物を提示する**

　作業を途中で中断するときは、中途半端なまま放置していることが誰にでもわかるような表示物を提示します。

例 あらかじめ「警戒標識」として「ワクチン準備中！」という札を用意しておいて、作業を中断した準備中のトレイの上などに表示する。作業を再開する際は、札を取り除くときに、それまでの手順を再確認してから作業を行う。この札の提示があるときは、善意であっても他人が作業を引き継ぐことは避ける。

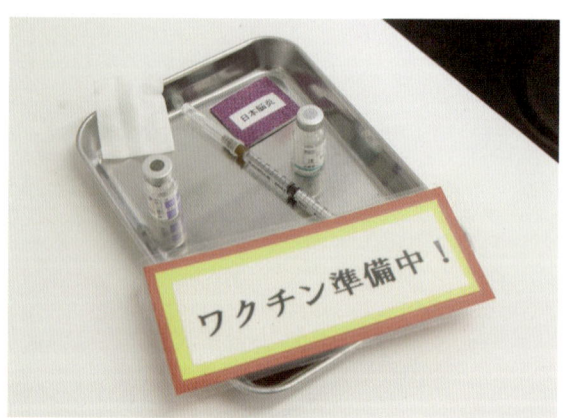

●**作業の中断についての対応**

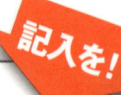

危険因子 4　同時接種

01　注射器の空打ち（二度刺し）、針刺し事故の危険性

　1回の受診で2種類以上の予防接種を行う同時接種を実施する場合、接種を行う診察室の机の上に、複数の注射器が同時に存在する状況が発生する可能性があります。これから接種をする注射器と、接種を済ませた注射器です。

　最初はおとなしくしていた子どもが、1本目の接種で泣き始めて暴れ出すことがあります。接種を終えた1本目の注射器を手元に置いたままにすると、子どもを抑えながら慌てて2本目を接種するときに、再度その注射器を取り上げて接種してしまう失敗（空打ち、二度刺し）が生じる危険性があります。

　また、ワクチンを準備する場所において、これから接種を行う注射器と接種済みの注射器の動線が重なると、これらの注射器を取り違える恐れがあります。接種済みの注射器の針にリキャップをすると、接種済みの注射器か、これから接種をするための注射器かの区別も曖昧になります。最悪の場合、一度使用した注射器で他人を刺してしまう、針刺し事故の危険性もあります。

　多少意味合いは異なりますが、接種済みの注射器が接種医の手元にあるということは、接種を待つ子どもにとって比較的容易に手が届いてしまう場所に注射器があるということになります。子どもが注射器に触って怪我をする危険性もあります。この点も好ましいことではありません。

02　危険因子を除去する方法

- 接種済みの注射器は、取り出すことが容易ではない容器に入れる。
- 接種済みの注射器は、机上ではなく、手の届かないところに直接、廃棄する。
- 接種医には、注射器を複数本、同時に渡さない。
- リキャップはしない。
- 注射器の動線を準備から廃棄まで一方通行にして、一旦使用した注射器が再利用される可能性を皆無にする。

03 警鐘の方法

　接種済みの注射器であることが誰にでもわかるように標識をつけ、一度使用した注射器を接種医が再度手に取ることがないようにします。そうすれば、看護師など注射器を準備する者も、未使用の注射器と明確に区別できるので、取り違える危険性を回避することができます。

例 注射器は一方通行にする。
　接種医の左手側から渡された注射器は、接種を終えたらトレイごと右手奥の返却棚に置く。看護師は下膳口のような窓から注射器を受け取り、そのまま廃棄する。注射器は完全な一方通行であり、二度打ちの危険性はない。

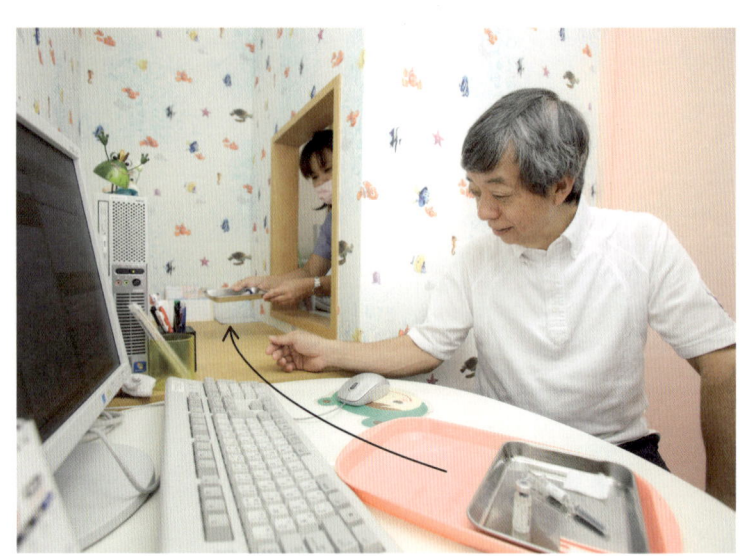

●同時接種の注射器についての対応

記入を！

> 危険因子 5　母子健康手帳の不備

01 ｜ 接種間隔、接種回数を間違える危険性

　母子健康手帳を失くした、忘れた、再交付を受けている、あるいは予防接種欄に記載がない場合は、接種記録が確認できません。そのため接種回数や接種間隔の規則を逸脱する危険性があります。

　母子健康手帳を持参しなかった状況でも、「せっかく来院したのだから」といって接種を実施すれば、その接種は未記載となり、次回に同じ危険因子を持ちこすことになります。

　また、予防接種欄に記載がなくても、接種済証が別のページに貼ってあったり、挟んであったりする場合もあります。インフルエンザの予防接種などの任意接種は、母子健康手帳への記載を省略している医療機関もあります。母子健康手帳に接種記録が書かれていなくても、それが未接種であることとは必ずしも一致しません。

02 ｜ 危険因子を除去する方法

● 母子健康手帳を持参しなかった場合は接種を断る。
● 欠落している予防接種の情報を復活させる。
　必要な情報は、次の２つです。
❶ 直近に受けた予防接種は、いつ何を受けたのか。
❷ 過去に同じ種類の予防接種を受けたことはあるか。

　まずは保護者に尋ねますが、兄にした予防接種を弟にしたものと思い違いをすることもあるので、保護者の記憶だけでは不確実な情報です。

　予診票の設問にある「１ヵ月以内に何かの予防接種を受けている」のかどうか、内容を確認しましょう。自院で接種した場合はカルテ記載がありますが、他院での接種なら該当する医療機関に電話などで確認することになります。

　また、定期接種のワクチン接種を受けたのがおおむね２ヵ月以上前であれば、市区町村が接種状況を把握している可能性があるので、問い合わせをすると接種の有無が判明することがあります。

03 警鐘の方法

　この標識は「警戒標識」でもありますが、「規制標識」にも相当します。
　過去、とくに直近の予防接種の情報を確認して標識をはずすことができるまでは、接種しないようにします。

例 予診票にメモをつける。

　すべての被接種者を対象として、母子健康手帳大の保護者向け備忘録を受付で用意して、予診票と一緒に接種担当の看護師に渡す。赤字で母子手帳忘れと書く。接種後には必要事項を看護師が記入して、接種後に保護者に手渡す。次回の受診時に利用できるように、使用したワクチンのシールも貼付してある。

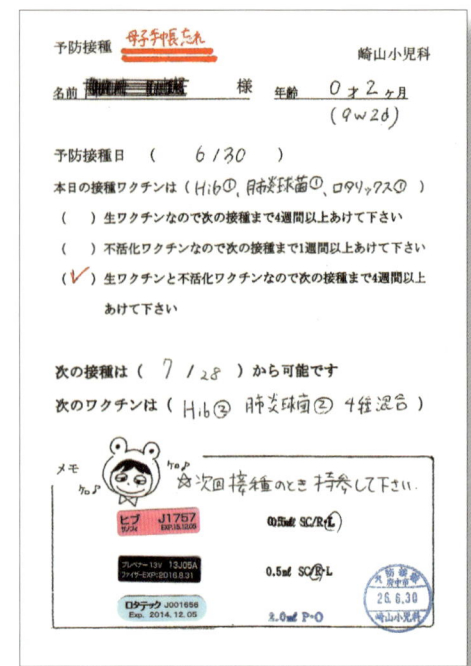

● 母子健康手帳の不備についての対応

記入を！

危険因子 6　危険性(Risk)を過小評価する認知の歪み(Bias：バイアス)

　ここまでに示した予防接種事故防止の対応策を交通事故の予防にたとえてみます。

　交通量の多い交差点に信号機を設置して、出会いがしらの衝突を回避する。「工事中」の道路標識を立てて、運転中のドライバーに道路上の障害物の存在を知らせて速度を落とさせる。でこぼこ道を舗装して、自転車の転倒事故の危険性を減らす。このような対応策について提示しました。

　しかし、このような策を講じても、居眠り運転、スピード違反、一時停止無視などをすれば、これまでの努力は無駄となり、事故が起きてしまう危険性があります。たとえ一瞬であっても寝てしまう、スピードを出し過ぎる、止まるべきところで止まらないという行為は事故につながります。この**「つい」「うっかり」など、一般に「ヒューマンエラー」と表現される失敗を防ぐことも重要な予防策**です。

　「うっかりミス」は、「確認を徹底する」という対応で克服できる可能性はほとんどありません。なぜなら、寝てはいけない、速度を超過してはいけない、止まらなければいけないというルールは承知のうえで失敗を犯しているからです。あえて確認するまでもなく、十分理解できていたはずのものが守られなかったのですから、再確認を行っても同じ結果になる恐れがあります。

　また、個人の行為に関することなので、失敗について他人がチェックできる情報は発生せず、ダブルチェックも困難です。運転手がこれから眠くなるかどうか、次の一時停止を止まらずに走り抜けるかどうかを、助手席に座っている人が予期して指摘することは、ほとんど不可能です。

　では、このような失敗は、どのようにして予防するのでしょうか。

　有効な手段は、今までと同様に危険因子を見出し、その危険因子を排除する、あるいはその危険因子に「警戒標識」をつけるという方法です。その**危険因子は、危険性を過小評価する認知の歪み(Bias：バイアス)**です。この危険因子のために安全性に錯覚が生じて「大丈夫」と誤解するのです。

　危険性（Risk）の大きさは、発生する確率（Probability）× 被害の重大性（Severity）× 個々の認知性（Weight）であらわすことができます（7ページ参照）。

3

　個々の認知性とは、個人個人の受け止め方という意味で、様々な歪み（Bias：バイアス）が存在します。そのため同じ失敗（Error）や被害（Harm）が提示されても、その危険性（Risk）の大きさには個人差があり、同じ人物でも時間の経過によって危険性の受け止め方が変わることがあります。

　まずは過小評価のバイアスに、どのようなものがあるのかを知ることが重要です。受け止め方の問題なので、すべてを網羅することは困難ですが、よく見られる8種類を紹介します。

　以下の「01」～「07」は「予診票に〝アレルギーあり〟と書かれている場合」に起こる例を、「08」は「十分な予診をしないで接種を行った場合」の例を挙げました。

01 ｜ 代表性

同じ種類に入る別のものを想定して、全体を判断してしまうこと。

　たとえば、魚と言われたとき、金魚を想定して「これは簡単に手でつかむことができる」と判断した場合、実際に扱う魚がサメであれば、手でつかむことによって大けがをすることもあるでしょう。魚と言われて、小魚と思い込んでしまったために起こる判断ミスです。

例 診察した医師は、アレルギーの代表的な疾患としてアトピー性皮膚炎を想定し、予防接種は問題なく受けられると判断をした。しかし、この被接種者のアレルギー性疾患の既往歴は、全身性の蕁麻疹であり、接種後に重篤なアレルギー症状であるアナフィラキシー症状を起こした。

　アレルギー性疾患について個別に判断することなく、一部の特殊な例を代表として判断したことが危険性の過小評価につながった。

02 ｜ 希有性

滅多に起こらない出来事は、今回も発生しないと考えること。

例 重篤なアナフィラキシーを診療した経験がなく、身近なところで聞いたこともなかった。滅多にないことは、まず自分には起こらないだろうと判断して接種を実施したところ、接種後に重篤なアナフィラキシー症状を起こした。

　重篤なアレルギーはまれである、という判断が危険性の過小評価につながった。

03 | アンカリング

これから行う判断が、以前に自分が行った判断に引きずられてしまうこと。

　アンカリングとは、船の錨（アンカー）が語源で、「錨を降ろす」という意味。錨を降ろすと、限定された範囲でしか船が動けないのと同じように、判断が固定されてしまいます。

例 予診票に「アレルギーあり」と書かれてあったが、以前、別の子どもでとくに問題なく接種できた経験があり、今回も大丈夫だろうと考え、詳細な問診をしないで接種を行った。その結果、接種後に重篤なアナフィラキシー症状を起こした。

　あとで確認したら、同じ種類のワクチンで全身性蕁麻疹の既往が判明した。アレルギーがあっても予防接種は問題ない、という先入観によって危険性を過小評価していた。

04 | 必要性

これから行う行為に必然性があるため、不都合な情報を過小評価すること。

例 MRワクチンの予診票に「アレルギーあり」と書かれていたが、風しん流行中という情報があったため、接種医はMRワクチンの必要性が大きいと考えた。アレルギーに関する既往の病歴を詳細に検討することなく、MRワクチンの接種を実施したところ、接種後に重篤なアナフィラキシー症状を起こした。

　以前にMRワクチンで全身性の蕁麻疹が出た既往があったことが、あとから判明する。必要性があるという判断が危険性の過小評価につながった。

05 | 慣れ

結果として問題がなかった経験を数多く繰り返すうちに、次も問題ないと判断すること。

例 この10年以上、インフルエンザワクチンは毎年1000人以上の接種を行ってきたが、今まで何も問題はなかった。「アレルギーあり」と書かれた予診票も何回も目にしていたが、いずれの場合も何もなく接種ができていた。今回も大丈夫だろうと思って、いつも通りに接種を行ったところ、重篤なアナフィラキシー症状を起こした。今まで大丈夫だった、という慣れが危険性の過小評価につながった。

06 | 利害関係

自分に利益がある行為に関して、自分に不利益な情報を過小評価すること。

例 予診に際して予診票に「アレルギーあり」と記載されていることは確認していた。しかし、すでにワクチンが注射器に入れられて準備されていた。今から接種不可と判断して、準備したワクチンを廃棄するのはもったいないので、接種を行ったところ、重篤なアナフィラキシー症状を起こした。
　廃棄するのは損失になるという判断が危険性の過小評価につながった。

07 | 担当者の心身の健康状態

判断する者の心身の状態が、判断を行える状況にないこと。

例 医師あるいは看護師などの職員が、眠かった、頭痛があった、家庭の事情で悩みを抱えていたなどの状況があり、被接種者の状態を判断する際に、思考の停止や省略があった。予診票に記載された「アレルギーあり」について、詳細な検討を行わなかったため、接種後に重篤なアナフィラキシー症状を起こした。
　担当者の心身の不安定さが危険性の過小評価につながった。

08 | 時間的な逼迫（忙しさ）

時間にゆとりがないために、丁寧な判断を省略すること。

例 接種医は外出の予定があり、その都合に合わせて遅れないようにと、慌ただしく接種を済まそうとする意図があった。また、被接種者の保護者から「早く帰宅したい」という申し出があったため、急いで接種をすることを強いられる状況でもあった。
　十分な予診をせずに接種を行った結果、アレルギーの既往を見落として、重篤なアナフィラキシー症状を起こした。時間的な制約があったことが危険性の過小評価につながった。

対応方法

●バイアスの存在を知っておくこと

　まずは「過小評価のバイアス」の存在を知っておくことが第一歩です。自分の判断がリスクの過小評価になる、そのために事故を起こしやすくなる状況があることを理解するだけでなく、どのような状況が危ないかについても、あらかじめ知っておくべきです。知らないことには気づけませんし、他人から指摘されても納得できないでしょう。

　自分自身が「どのような状況のとき」に「過小評価のバイアスが発生するか」を知ることが予防策の要です。

01 危険因子を除去する方法

●職場の環境整備

　適正な人数の職員を配置して不必要な多忙を避ける労務管理と、職員の心身の健康状態を良好に保つ健康管理は、時間的逼迫や心身の不調による判断ミスを防ぐことに有用です。

●認知の歪みを元に戻す

　「慌てていた」「眠い」「イライラしている」など、いつもの自分とは違うと気がついたときは危ないときです。多くの場合、危険性を過小評価するバイアスを有しています。バイアスは認知の歪みですから、その歪みを矯正することによって事故の危険因子である「過小評価のバイアス」を除去します。

　そのためには、認知の歪みを矯正する契機になる行動をあらかじめ決めておきます。席をはずして冷たい水を飲む、立ち上がって外の景色を見る、机の上の家族の写真を見るといったように、はっきりとわかる作業を取り入れると効果的です。

　これは儀式です。他人から見たら奇妙と思われるようなことでも、自分の五感に訴える刺激があると認知の歪みを矯正するよい契機になります。「危ない、危ない、間違えるところだった」と認識を変えることが適切な判断を誘導し、事故の発生を予防します。

02 警鐘の方法

　医療はチームプレーという側面を持っています。ふだんのコミュニケーションが良好であれば、同僚の体調の変化やいつもと違う様子に気がつきやすいものです。

　同僚がいつもと違う動きをする本当の理由はわからなくても、職員同士で「過小評価のバ

イアス」に陥っていると思われる人に声をかける、危ない人を見つけてフォローすることも危機管理の観点から重要なことです。他人から危険因子を指摘してもらって警鐘するという方法です。

　認識の歪みから錯覚にまで陥ると、自分で誤りを修正することは困難です。その判断は危ないと同僚から指摘されて、初めて「過小評価のバイアス」に陥っていたことを認識できる場合もあります。

　前述した８つの「過小評価のバイアス」は、ヒューマンエラーを発生しやすい危険性があるので、お互いに気をつけようという雰囲気を職場に構築しておくことが大切です。自分では気がつかなくても、その危険性をあらかじめ知っておくと、他人から指摘されたときに、自分の誤りを受け入れやすくなるでしょう。素直に「ご指摘ありがとう」と言えることがリスクコミュニケーションです。

　同僚の指摘の中で、おそらく一番難しいのは、上司（とくに医師）の判断についてスタッフ（看護師など）が疑問を感じたときです。

　　「先生がこう言っているのだから、それでいいのかな」
　　「私が何か言っても不機嫌そうだから、言わないでもいいかな」
　　「私がよくわかっていないだけかもしれないし…」

　そのまま指摘しないでおいても、多くの場合、何も被害を生ずることなく作業が進むでしょう。しかし、事故が起きてから「そういえば、あのときが被接種者の利益を守る最後の機会だった」と気がついても、もう手遅れです。

　チームの一員として作業をしているときは、役職が院長であっても一人のスタッフです。ベテランでも新人でも、誰もが「過小評価のバイアス」に陥る危険性を持っています。「私のすることに口を出すな」などのように、ふだんの仕事の中で意思疎通の妨げになるような言動を繰り返すと、いざというときにチェック機能が役立たなくなることを医師などの管理者は十分理解するべきです。

　周囲の人に気配りをして「過小評価のバイアス」を見つけ出そうとするなら、業務に多少のゆとりがないとその実行は困難です。職員の労務管理によって適正な人数の確保と適切な休憩時間を保証すること、健康管理によって職員の健康状態を良好に保つことも重要です。労務管理と健康管理の徹底はバイアスの発生を予防するだけでなく、有効なリスクコミュニケーションが保たれるので失敗への早期対応も可能になります。

事故発生の予防策（一次予防）

参考資料 ｜ 認知の歪みと錯覚

　認知の歪みから錯覚に陥り、思い込みにまでいたると、認知の歪みに気がつくことはとても困難になります。経験が豊富なベテランであっても、新人であっても、誰でも錯覚は生じます。錯覚にいたる条件を知識として知っておくことが認知の歪みを矯正するためには重要です。

　図1には、64個の様々な色の立方体が示されています。

　1つひとつの立方体を予防接種の医療行為と仮定します。過去の失敗例の検討から、橙色は危険であることが判明しました。橙色の立方体を見落とすことなく確認することが求められます。右上の赤丸で囲まれた立方体は、そのうちの1つです。

　さて、橙色の立方体は、あといくつ存在しているでしょう。

【図1】64個の立方体

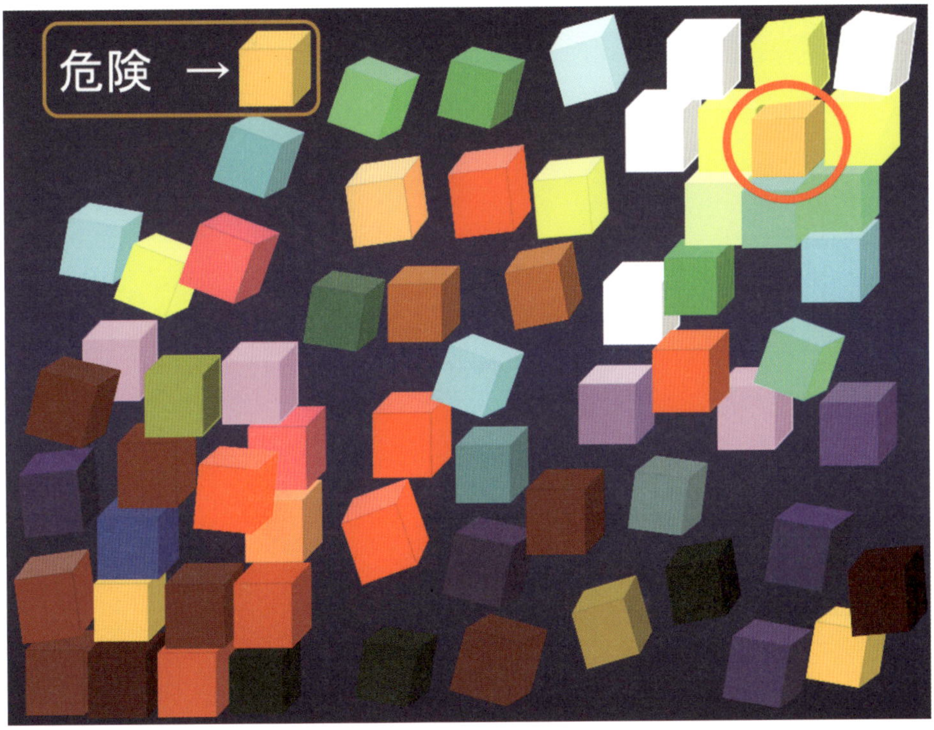

正解は、次のページの図2に示しました。

3

【図2】認知の歪み

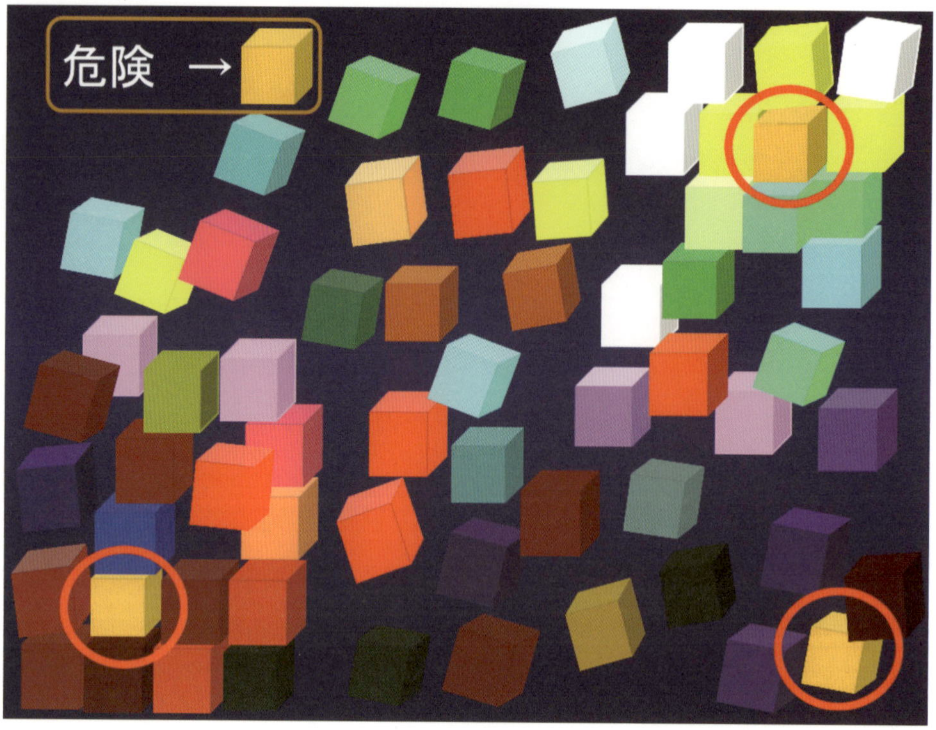

正解は2つ（下部の赤丸で囲った立方体）です。

●**左下の立方体**

　右上の立方体に比べると黄色に近く感じます。これは<u>色相対比</u>という現象で、色相が異なる2色を並べると、2色の色相は色相環上の反対の方向に移ったように見えるのです。

　つまり、橙色は色相環上では、黄色と赤色の中間に位置します。右上の橙色は周囲を黄色に囲まれているために、より赤みが強く見え、左下の橙色は、赤色系の色に囲まれているために黄色く見えるという現象です。

●**右下の立方体**

　右上の立方体に比べると明るく見えます。これは<u>明度対比</u>という現象で、明度の異なる2色を並べると、明るい色はより明るく、暗い色はより暗く見えます。

　右上の橙色は、背景も比較的明るい青であり、さらに周囲を明るい黄色で囲まれているので暗く見えます。

　右下の橙色は同じ色でありながら、背景のグラデーションも濃い青で、周囲の立方体も暗い色をしているために明るく見えるのです。

— 40 —

もう一度、図1をご覧ください。図1の中で「橙色を注意して探せ」という指示だけでなく、色相対比と明度対比という現象を知っていれば「赤色系に囲まれているこの立方体は橙色であるかもしれない」「暗い色に囲まれているが、これは橙色かもしれない」と気がつくことができます。

水色など他の立方体と橙色を見誤ることはまずありませんが、橙色を見誤りやすい状況をあらかじめ知っておくことが重要です。

他人から「これも橙色だ」と指摘されたときに、色相対比や明度対比という現象を知っていると「確かに、そうかもしれない」とただちに納得できます。少なくとも頭ごなしに他人からの指摘を否定することはしないでしょう。認知が歪む条件を知ることによって、錯覚による誤った判断を回避することができるのです。

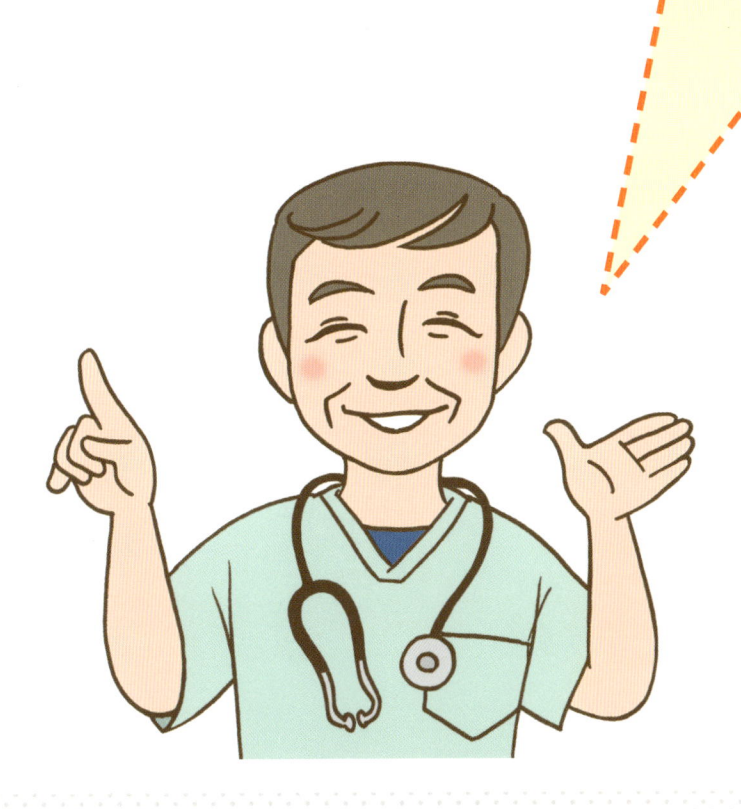

4 事故拡大の防止策（二次予防）

すべての失敗で危険因子が認識できるわけではありません。失敗が発生しても、失敗を早期に発見して、被害なしで済めば大事にはいたりません。

　一次予防で述べたように、危険因子の存在から失敗の発生が予想できるのであれば、危険因子を除去することで失敗が避けられるかもしれません。しかし、必ずしもすべての失敗に危険因子が同定できるわけではありません。

　一次予防を徹底しても、いずれは失敗が発生します。

　失敗が発生したとしても、失敗を早期に発見して、被害なしで済めば大事にはいたりません。これは病気にはなってしまったけれど、早期診断、早期治療で健康被害を最小限にとどめる対応と似ています。

　失敗が生じることを前提として、事故拡大の防止策（二次予防）を構築しておくことも重要です。

　では、失敗が被害にいたらないうちに、事故が拡大しないうちに、早期発見するためには、どうすればよいでしょうか。

01 ダブルチェック

　失敗を効率よく発見するためには、ダブルチェックが有効です。

　一人が失敗を見逃したとしても、もう1回チェックすることで失敗の発見率を上げることができます。100回に1度ミスをする確率があったとしても、二人が同時に見逃すのは1万回に1度になります。被害が0になるわけではないのですが、被害を軽減するためには有効な手段です。

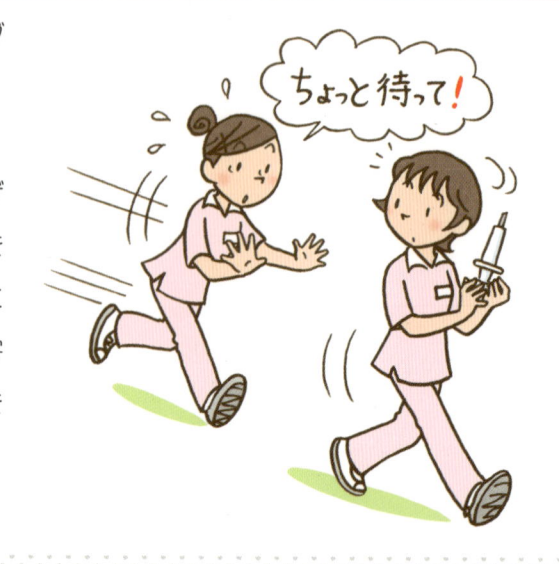

02 ｜ ダブルチェックの方法

　まずは、チェックすべき項目を網羅的に提示します。その項目についてチェックする方法を2組作成します。とくに重要と思われる項目があれば、3組作成してトリプルチェックをすることもよいかもしれませんが、トリプルチェックは手間がかかるわりに効率がよくないとされています。

　まずはダブルチェックの徹底を行って、時間的、人員的なゆとりがあることを確認してから、トリプルチェックを採用することをお勧めます。

　「うちの医療機関は人が少ないからダブルチェックはできない」ということはありません。各項目について2組のチェック方法があればよいのですから、同じ人がタイミングを変えて、あるいは情報源を変えてチェックすることによって、ダブルチェックは完成します。

　一人で作業をしていても、1度見逃していた失敗を別の機会に自分自身で偶然発見するということはよく経験しますが、これをシステム化しておくことがダブルチェックです。

● いつ……どの時点で

　どのようなタイミングでチェックするのかは、個々の医療機関で異なってかまいません。被接種者を中心に考えると、予約、来院、受付、待合、予診・診察、接種、会計、30分待機、帰宅時などの記載が考えられます。ワクチンの動きに注目すると、納品、保管、払い出し、調剤、接種、廃棄などとなるでしょう。

● 誰が……業務の分担名

　職員の個人名を記入してもよいのですが、「❷現状を評価する」（13～14ページ参照）で記入した職員の業務分担名のほうがわかりやすいかもしれません。

　また、職員ではありませんが、「被接種者」あるいは「保護者」を記入することも可能です。

● どこで…準備室、接種室など

　受付、待合室、診察室、予防接種準備室など、それぞれの医療機関でわかりやすい書き方を工夫してください。

● 何を……確認する事象

● 何と……予診票、母子健康手帳、カルテ、保護者からの回答など

　「何と」は上記の「何を」に示した確認する事象と比較対象となる正しい情報の発信源で、予診票、母子健康手帳、カルテなどがあります。

　「注射器のエア抜きはされているか？」などのように、実施されているかどうかだけを判断するような場合は、「何と」の項目は省略することになります。

●どのように……チェックする方法

　目視で、声に出して、指差し呼称で、被接種者（保護者）に質問するなど、具体的に確認する行為を記載します。

　すべての記入が完成したら、「いつ」「誰が」あるいは「どこで」を基準に並べ替えてみるとよいでしょう。そうすることによって、あなたの医療機関専用の「受付時のチェックリスト」「接種医のチェックリスト」「予防接種準備室でのチェックリスト」などを作成することができます。

　下記の「チェックリストに挙げる項目」を参考に、各医療機関として「これは必要」だと思う項目があれば追加してください。それぞれの項目について、「いつ－誰が－どこで－何を－何と－どのように」の記述を2組作ります。

●チェックリストに挙げる項目

確認する対象	確認項目
被接種者の属性	カルテと本人の一致、母子健康手帳と本人の一致、予診票と本人（氏名）の一致、希望するワクチン（予診票の種類）、予診票の年齢、本人の住所、体温、身体の固定
ワクチン	種類、有効期間、温度管理、接種量、針の接続、エア抜き
予診	直近に受けたワクチン、接種回数、予診票の記載、母子健康手帳の記載、接種部位の記載

03 ｜ 記入例からわかること

■例1：用意されているカルテが本人と一致していること

	誰が	いつ	どこで	何を	何と	どのように
(1)	医師	診察時	診察室	カルテ	本人	声に出して尋ねる
(2)	看護師	診察時	診察室	カルテ	本人	目視

　診療が始まるときに診察机に用意されているカルテ、あるいは画面に開かれている電子カルテが、間違いなく本人のものであることを確認する必要があります。

　例1の記入は、好ましくない一例です。理由は次頁のとおりです。

「誰が」の項目に「看護師」と書かれています。医師が複数勤務している医療機関は少ないと思われますが、看護師が複数勤務していることは多いでしょう。この場合「看護師」という記載よりも「受け持ち看護師」「予防接種担当看護師」などの役割分担を明確にしておくべきです。13ページからの「❷現状を評価する01スタッフ」の記載を参照してください。

「いつ」の項目が「診察時」となっていますが、これはまだ曖昧な表現です。おそらく診察の流れでは、入室、問診、身体診察、接種、退出というタイミングがあり、どの時点でチェックするかを明確にしておかないと、確認もれとなる危険性があります。カルテが本人と一致することを確認するのは、当然のことながら、カルテを書き始める前に行われるべきなので、「入室時」あるいは「問診の前」などが考えられます。

「何を」の項目に「カルテ」と書かれていますが、紙カルテであればその氏名、電子カルテであれば画面に表示された氏名が確認の対象となります。

「何と」は、本人とカルテの一致を確認するために、どのような情報源を利用するかを記載します。常連の患者さんは別として、本人をいくら眺めても顔に名前が書いてあるわけではありません。カルテが合っているか、間違っているかを判断できるのは本人あるいは保護者だけです。

多くの医療機関では「どのように」は「本人（保護者）に尋ねる」となると思われます。

電子カルテを利用している医療機関では、例2のような記入が好ましいと考えられます。

■例2：用意されているカルテが本人と一致していること

	誰が	いつ	どこで	何を	何と	どのように
(1)	医師	問診前	診察室	画面表示の氏名	本人か家族	声に出して尋ねる
(2)	予防接種担当看護師	入室時	診察室	画面表示の氏名	本人か家族	声に出して尋ねる

被接種者本人か、保護者に、カルテに記載されている氏名を見ながら「〇〇さんですね」と声をかけて、「はい」などの答えを得ます。

あるいは「お名前を教えてください」と声をかけて名乗ってもらうことによって、カルテと本人の一致を確認します。

■例3：ワクチンの最終有効年月日を過ぎていないこと

	誰が	いつ	どこで	何を	何と	どのように
(1)	看護師	出庫時	冷蔵庫	ワクチン	日付	目視
(2)	医師	接種前	診察室	ワクチン	日付	目視

　有効期間が過ぎているワクチンを接種してしまうことは、よくある失敗の1つです。どの時点で確認するかを決めておけば、見逃す確率は小さくなります。

　例3のような記入でも問題ないように見えますが、「何を」に「ワクチン」と書かれています。医師が注射器に入った形で用意されたワクチンを見ても、プレフィルドタイプのシリンジ以外では有効期間はどこにも書かれていません。つまり、この記入通りの方法ではチェックができません。

　例3の記入は、好ましくない一例です。

　例4のような記入が好ましいと考えられます。

■例4：ワクチンの最終有効年月日を過ぎていないこと

	誰が	いつ	どこで	何を	何と	どのように
(1)	担当看護師	出庫時	冷蔵庫	ワクチンの箱	今日の日付	指差し確認
(2)	医師	接種前	診察室	予診票に貼ったシール	今日の日付	レ点を書き込む

　「何を」は、「ワクチンの箱」「シール」あるいは「ラベル」となるべきです。

　「どのように」の項目で「目視」とすると、流れ作業の中で「ちらっと見た」だけで判断をともなわない危険性があります。

　正確に判断をするためには、今日の日付が明確になっていなければなりません。予診票に当日の日付がスタンプなどの形で記載されていれば、「予診票に貼ったシール」と当日の日付を見比べることも可能です。ボールペンでレ点を入れることをルールとして取り入れることにより、さらに確実になります。

04 | ダブルチェックの実施

　各医療機関の状況に応じて、下記のそれぞれの表を埋めてください。枠が小さくて書ききれない場合は、周囲の余白を利用してください。

　今やっていることを職員全員で話し合い、意見の統一をしながら書き込むと、「看護師が確認していると思っていた」「これは医師の仕事と思っていた」などの思い込みを是正するのに、きっと役立ちます。

　また、各項目に記入のヒントを付記しましたが、この手順書には正解はありません。このままの記載で不都合があれば、各医療機関の実情に合わせて項目を書き換える、項目を増やす、項目を場合分けする、などの対応をしてください。

被接種者の属性について

◆**用意されているカルテ**が本人のものと一致していること

　ヒント：少なくとも１回は、診察直前に確認することが好ましい。

	誰が	いつ	どこで	何を	何と	どのように
(1)						
(2)						

◆**母子健康手帳**が本人のものと一致していること

　ヒント：上記のカルテと本人のチェックが済んでいるなら、「母子健康手帳がカルテの氏名と一致していること」と書き換えることも可能。母子健康手帳に子どもの名前が記入されていないこともある。

	誰が	いつ	どこで	何を	何と	どのように
(1)						
(2)						

4

◆**予診票の氏名**が本人と一致していること

　ヒント：少なくとも1回は、予診の際に確認することが好ましい。
　　　　　最初に予診票の氏名で本人確認を済ますことも可能。その場合、カルテと母子健康手帳の氏名は、予診票との確認となる。

	誰が	いつ	どこで	何を	何と	どのように
(1)						
(2)						

◆**予診票の種類**が予定されているワクチンと一致していること

　ヒント：少なくとも1回は、予診の際に確認することが好ましい。
　　　　　任意接種のワクチンも含めて、予診票がすべて色分けされているのであれば、「何を」に「予診票の色」を記載することも可能。

	誰が	いつ	どこで	何を	何と	どのように
(1)						
(2)						

◆**予診票の年齢**が本人の年齢と一致していること

　ヒント：誤って兄弟の年齢を書いてしまうなど、意外と保護者が間違って年齢を記載していることがある。接種対象年齢を外れていたり、接種量が異なったりするので、年齢確認は重要である。「何と」には「本人の年齢」と書くのではなく、本人の年齢が確認できる情報源を記載する。電子カルテの場合は年齢が画面に表示されているので、カルテと本人の確認がすでに終了しているなら、「予診票の年齢」は「画面に表示されている年齢」と確認する。

	誰が	いつ	どこで	何を	何と	どのように
(1)						
(2)						

◆**本人の住所**が公費負担の該当であること

　ヒント：予防接種の来院が久しぶりの受診だった場合、カルテ記載の住所から、すでに転居していて定期接種の対象から外れていることがある。

	誰が	いつ	どこで	何を	何と	どのように
(1)						
(2)						

◆**体温が 37.4℃以下**であること

　ヒント：「何と」は「体温」ではなく、「体温計の表示」あるいは「予診票に記載された体温」などを記載する。

	誰が	いつ	どこで	何を	何と	どのように
(1)						
(2)						

◆**身体の固定**が確実であること

　ヒント：接種に際して子どもが動いて思わぬ怪我をさせることがある。注射針を扱うので、慎重に確認する必要がある。とくに接種と反対側の腕が保護者や介助者によって固定されていることが重要。

　　　　「何と」の項目は省略可。

	誰が	いつ	どこで	何を	何と	どのように
(1)						
(2)						

4

　ほかにも被接種者の属性に関することでチェックするべきと思われるものがあれば、項目を加えてください。

◆

	誰が	いつ	どこで	何を	何と	どのように
(1)						
(2)						

◆

	誰が	いつ	どこで	何を	何と	どのように
(1)						
(2)						

◆

	誰が	いつ	どこで	何を	何と	どのように
(1)						
(2)						

☀ ワクチンの状況

■例5：ワクチンの最終有効年月日を過ぎていないこと

　まず現時点での在庫の中で、最も有効期間が短いワクチンの日付をカードに記載して冷蔵庫の扉に明示します。少なくとも、その日付になるまで、あるいは当該ワクチンを使い切るまでは、期限切れのワクチン接種が起こることはありません。

　ワクチンが納品されたときには、カードに記載された日付より有効期間が長いことを確認して収納します。このような体制を作っていると、接種直前にワクチンの有効期間の確認をする必要がなくなり、下記のような記入となります。

	誰が	いつ	どこで	何を	何と	どのように
(1)	事務員	始業時	冷蔵庫	カードの日付	今日の日付	目視
(2)	看護師	出庫時	冷蔵庫	ワクチンの箱	今日の日付	指差し確認

　また、「インフルエンザワクチンだけを土曜日の午後に集中的に実施する」などの場合であれば、当日使用するワクチンすべてを接種開始前に冷蔵庫から取り出して、有効期間をまとめてチェックすることも可能です。接種するごとにワクチンの有効期間を1本1本確認する作業を省略でき、手際よく接種できます。

◆<u>最終有効年月日</u>を過ぎていないこと

　　ヒント：接種直前に医師がチェックするという選択肢も誤りではない。しかし、接種直前の診察室ではチェックしなければならないことが数多くある。
　　　　　　ワクチンの有効期間の確認は、朝の始業時、納品時などにも可能なので、工夫をすることによって接種直前のチェック項目を減らすことができる。接種直前でなければできない作業に集中するためにも、このような努力は大切である。

	誰が	いつ	どこで	何を	何と	どのように
(1)						
(2)						

4

◆**温度管理**を逸脱していないか

	誰が	いつ	どこで	何を	何と	どのように
(1)						
(2)						

◆**準備されたワクチンの種類**が予診票の内容と一致していること

　ヒント：1回は接種直前に、接種医が確認することが好ましい。

	誰が	いつ	どこで	何を	何と	どのように
(1)						
(2)						

◆**接種量**が適正か（0.5mL　あるいは　0.25mL、0.1mL　など）

　ヒント：「何を」の欄には「接種量」ではなく、「注射器の目盛」と記載されるべき。

　　　　　1回は「接種直前に」、「接種医」が「予診票の記載」と「目視で照合して」確認することが好ましい。

　　　　　照合して異なっていたら、接種してはいけない。

	誰が	いつ	どこで	何を	何と	どのように
(1)						
(2)						

◆注射器と注射針の接続が確実であること

ヒント：注射器を準備した人以外の職員が確認することは困難ではあるが、稀に接種に際して針が外れる失敗がある。「何と」は省略可能。

	誰が	いつ	どこで	何を	何と	どのように
(1)						
(2)						

◆注射器のエア抜きが適切か

ヒント：適切にエア抜きがされていない場合は、まだワクチンの調整が済んでいない、つまり溶解液だけが注射器に入っていることもある。
　　　　1回は接種直前に、医師が確認することが好ましい。「何と」は省略可能。

	誰が	いつ	どこで	何を	何と	どのように
(1)						
(2)						

そのほか、準備するワクチンについて必要と思われる項目を加えてください。

◆

	誰が	いつ	どこで	何を	何と	どのように
(1)						
(2)						

4

◆

	誰が	いつ	どこで	何を	何と	どのように
(1)						
(2)						

◆

	誰が	いつ	どこで	何を	何と	どのように
(1)						
(2)						

◆

	誰が	いつ	どこで	何を	何と	どのように
(1)						
(2)						

☀ 予診の内容

◆ **直近に受けたワクチン**は、いつ何を受けたか

　ヒント：「何と」では、「最後に受けたワクチン」ではなく、その内容を確認する情報源を記載する。たとえば、「母子健康手帳の予防接種欄」「予診票の記載」などが考えられる。「保護者の記憶」は、不正確なことがある。

	誰が	いつ	どこで	何を	何と	どのように
(1)						
(2)						

◆ **同じワクチン**を受けたことがあるか、あるとすれば今回は何回目か

　ヒント：手間はかかるが、上記の項目とこの項目が確認できなければ、接種間隔あるいは接種回数について失敗する危険性がある。

	誰が	いつ	どこで	何を	何と	どのように
(1)						
(2)						

◆ **予診票の記載**は定型的か

　回答欄において接種に支障がないことを示すほうに○がついているか？

　ヒント：1回は接種直前に、接種医が確認することが好ましい。もし定型的でないようなら予診票やカルテに追記が必要になる。医師が診察に入るまでに、看護師や事務職などが予診票の該当項目を赤丸で囲うなどの「警戒標識」をつけておくとよい。

	誰が	いつ	どこで	何を	何と	どのように
(1)						
(2)						

4

◆**予診票の記載漏れ**の有無（署名、接種日などの記載が抜けていないか）

ヒント：1回は接種終了後の確認でも、大きな失敗にはならない。「何と」は省略可能。

	誰が	いつ	どこで	何を	何と	どのように
(1)						
(2)						

◆**母子健康手帳の記載漏れ**の有無（日付、ロット番号など）

ヒント：接種終了後の確認が好ましい。

	誰が	いつ	どこで	何を	何と	どのように
(1)						
(2)						

◆カルテ等に**接種部位と接種方法の記載もれ**がないことの確認

ヒント：上記の項目と重複するが、同時接種をした後で局所症状などの副反応が発生した際に、どのワクチンで生じたものかを明確にするために、接種部位は母子健康手帳やカルテに記載することが望ましい。

	誰が	いつ	どこで	何を	何と	どのように
(1)						
(2)						

そのほか、自由に追加してください。

◆

	誰が	いつ	どこで	何を	何と	どのように
(1)						
(2)						

◆

	誰が	いつ	どこで	何を	何と	どのように
(1)						
(2)						

◆

	誰が	いつ	どこで	何を	何と	どのように
(1)						
(2)						

5 事故発生後の影響緩和策 （三次予防）

> 失敗をしないように努力を重ね、被害が生じないように万全を期して臨むことによって安全性を高めることは可能ですが、危険性（Risk）をゼロにすることは不可能です。失敗をしてしまったときにどう対応するか、これも事故予防の重要な観点です。

　事故の被害が拡大しないように、とくに事故が被接種者に何か身体的な症状などを引き起こした場合は、その回復に最大限の努力をすることが必要です。

　医療者側の失敗によって被接種者に被害が生じた場合、被接種者はどのようなことを考えているのか、参考になるデータとして2005年12月3日に実施された弁護士による第8回医療事故全国一斉相談における相談受付497件の結果から、その一部を記します（医療事故情報センター発行、センターニュースNo.215より抜粋）。

　この調査では、内科、外科、整形外科で相談件数の約半数を占め、小児科に関する相談は全体の2％程度と多くありませんが、事故として扱われる内容については、予防接種事故と共通する部分が多いと思われます。

1. 医療事故に遭った患者、その患者家族がどのような点に不満を感じたか

回　答	件数
被害を受けたことについて	226
事故後の事実説明について	161
事故後の謝罪について	93
事前の説明について	91
事故原因調査について	86
賠償について	74

回　答	件数
治療費について	28
再発防止について	16
警察の対応や刑事罰について	6
行政の対応や行政処分について	2
その他	66

（重複回答）

被害を受けたことについて、不満を感じていることは明らかです。

次に多い不満は、事故後の事実説明について、そして事故後の謝罪についてとなっています。事前の説明についての不満は、予防接種では予診の段階での説明に相当し、被害発生後のことではないので省くこととすると、次に多いのは事故原因調査について、そして賠償についてです。

予防接種事故における賠償は、予防接種法などで規定されていることなので、個々の医療機関での対応は限られています。したがって、このデータから予防接種による健康被害が発生した際に、患者、保護者側が不満に思うのは、事後説明、謝罪、原因調査についてと推定できます。

2. 医療事故の後で患者側が望むこと

回　答	件数
賠償金を支払ってもらいたい	183
原因を明らかにしてほしい	177
きちんと説明してほしい	159
謝罪してもらいたい	128
同じ過ちを繰り返してほしくない	47
刑事罰を加えてほしい	14
行政処分を加えてほしい	12
その他	74

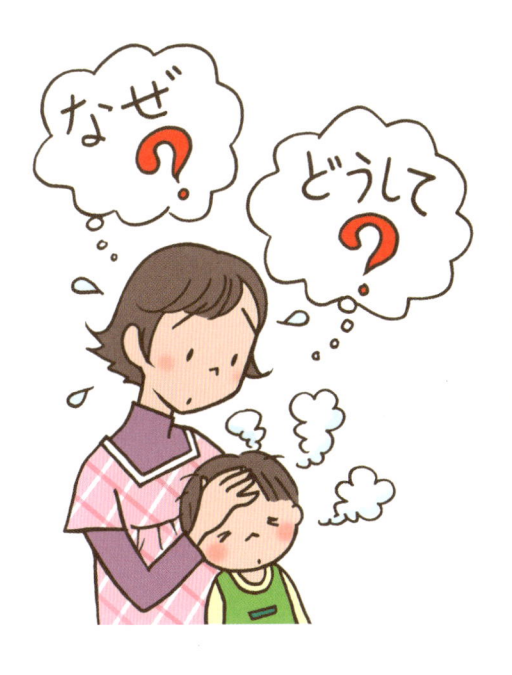

（重複回答）

賠償金に相当するものについては、予防接種法などの規定があるので、ここでは省くことにします。この結果から、被害に遭った患者側は、原因究明、説明、謝罪を求めているということが読み取れます。

これらのことから、予防接種での「事故発生後の影響緩和策（三次予防）」としては、次に示す4つが重要となります。

01 謝罪する

　謝罪は相手のためだけでなく、自分のためにも必要なことです。

　事故に遭った被害者は、不安と不満を抱えています。不満が解消される方向にないと、冷静に説明を聞き入れることも困難です。

　理由の如何を問わず、**医療機関として期待に添える医療行為を提供できなかったこと、不満の残る結果になってしまったこと**について、素直にお詫びをします。これは過失を認めることとは別なので、言いわけはせず、「期待に応えられずに申し訳なかった」とお詫びをします。

　原因が何か、過失があるのか、医療者側が間違ったことをしたのかなどの検証は、謝罪とは別のことです。

　「今回は申し訳ございませんでした、ただちに原因を調査します」と謝罪のあとから原因究明を開始し、その結果と説明は後日に行っても遅くはありません。しかし、謝罪のタイミングが遅れると、謝罪を受け入れる気持ちを喪失させる危険があります。

　接種後に一定の頻度で発生する発熱などは、ワクチンそのものが原因の被害であり、医療者側の手技に事故の原因はありません。相手方のまったくの誤解によって、医療機関側に不手際がないにもかかわらず、不満を訴えている場合もあります。

　しかしながら、このような場合でも満足できる医療を提供できなかったことは事実です。医療者側に非がないことを承知で、期待はずれの医療であったことをお詫びします。

02 何が起こるかを説明する

　ワクチンの事故では、適正に予防接種が実施されたときと比較して、「ワクチンの効果が損なわれることがあるか」「副反応の頻度と程度が大きくなることがあるか」、この2点を説明します。根拠となるデータとして利用できるものは多くありませんので、ワクチンメーカーや市町村などを通して収集した過去の事例を参照して説明します。

　ワクチンを取り違えた場合は、通常の予防接種の際に見られる副反応と同じ頻度で同じ現象が生じると考えられること、接種したワクチンについても通常の効果が期待できること、稀に紛れ込み事故（接種後に偶発的に罹患して発症したインフルエンザによる熱性けいれんなど）が生じる可能性があることを説明します。

03 | どのように対応するかを説明する

　事故が起こっても、多くの場合、被接種者はいつも通りの生活が可能です。間違った種類のワクチンを接種した場合も、投薬などで介入することによって、さらに別の副作用が生じることを避けるため、軽微な副反応は無治療で経過をみます。

　発熱など何か症状があれば、いつもと同様の基準で受診することを保護者に勧めます。

　定期接種は行政的な医療行為なので、市町村などに対して事実報告を行うことも説明しておきます。保護者の方から役所に事故に遭った旨の連絡を入れることもあるので、医療機関側としても早めに医師会などを通して行政に連絡をしておくべきでしょう。

　これらの説明は、まずは当事者である医師が行いますが、日を改めて医師会の担当理事や、役所の職員などの第三者に再度説明してもらうことも有用な方法です。

04 | 補償

　一般的に金銭的な補償は、損害が確定して、その損害の原因が過失であった場合に発生します。被害・損害が残らなければ、補償はほぼ問題になりません。有効期限切れのワクチンを接種したなどの場合は、身体的な損害が確定することはまず起こらないので、補償にいたるケースは皆無と思われます。

　期待を裏切ったという精神的苦痛も、この程度の予防接種事故では裁判で認められることもないでしょう。「医療ミスの被害を受けたのだから、健康被害はなくても大いに不満だ」ということで、慰謝料を要求されるようなことがあっても、金銭のやり取りを行うことは、お勧めできません。

　相手とのやり取りの中でトラブルが大きくなることが予想されるようであれば、**早めに医師会や市町村の担当者に相談し、個人での解決を避ける**ことが賢明です。

　事故への不満に対しては、謝罪する、説明をして納得してもらう、損失を補償するなどで対応することも可能ですが、事故に対する不安については被害者の受け止め方の問題なので、これを否定することはできません。

　健康被害が出る前であっても、事故を受けてしまったことに対する不安については、言葉をさえぎることなく、常に傾聴する姿勢が必要です。

　こちらから「何も心配はいりません、大丈夫です」と言い切ることは避けます。被害者は、事故に遭う前の平安な心情に戻ることは不可能です。いずれ落ち着く方向に推移しますが、将来にわたって不安が皆無にならない心情を医療者側は理解しておくべきです。

6 更新方法

完璧な手順書を目指すことは大切ですが、実務からかけ離れた理想だけ記入するようでは実際の事故は予防できません。それぞれの医療機関の実情に合った手順書の作成が基本です。
一旦作成した手順書も、実情が変化したら更新する必要があります。

作成した手順書の内容に不都合があった場合は、再考して手順を変えることが必要です。手順書に書かれているから正しいのではなく、それぞれの医療機関にとって適切な方法を手順書にまとめることが重要です。思いついたことを余白に記載しておくのもよいでしょう。

予防接種制度に変更があったとき、勤務する職員の人数や役職に変更があったとき、医療機関を改築するなど構造に変化があったとき、新しい予防接種を導入したときなどは、必ずこの手順書を更新します。

更新は例6のように、すでに記入してあるところに、二重線を引いて赤字で変更を記入するなどして、どこがどのように変わったかがわかるようにします。その日付を記入して、いつから変更したのかも明確にします。

■例6：ワクチンの最終有効年月日を過ぎていないこと

	誰が	いつ	どこで	何を	何と	どのように
(1)	接種医	接種前	診察室	予診票に貼付したラベル	予診票に押印されたスタンプの日付	レ点でチェック
(2)	~~薬剤師~~	出庫時	冷蔵庫	ワクチンの箱	今日の日付	目視

ワクチン調整担当看護師　2013.2.28

このように、常にリスク管理を継続することによって、安全な予防接種が実施できるように努力することが大切です。また、とくに問題が発生しない状況が続いていても、いつのまにか変更されている手順があるかもしれません。年1回は、定期的に見直しをすることも有用です。

おわりに

　予防接種を医師一人で実施する医療機関は、ほとんどありません。予防接種を事故なく安全に行うということは、協働するチームとしてのリスク管理が重要になります。危機一髪の状況を救うような行動は、とても目立つので、多くの人からファインプレーと見られますが、リスクを予期して回避する行動が真のファインプレーです。

　ニアミスも含めて事故を招かず、いつも通りに何事もなかったかのように行動する、協働者の小さな失敗を早期に見つけて被害が出ないうちに手助けをする、被害が出たとしても早期に回復を図る。1つひとつの行為は派手ではありませんが、質の高い仕事が達成できるため、従事者の士気も上がり、作業の効率も改善します。

　ワクチンは、治験によって有効性と安全性が確認されています。その治験に際しては、ＧＣＰ（Good Clinical Practice）という基準にしたがって医療機関ごとに作成された手順書を順守して、治験が実施されます。ワクチンメーカーでは、ＧＭＰ（Good Manufacturing Practice）を基準とした手順書を順守して、ワクチンの品質が管理されています。

　接種を行う医療機関には、予防接種法、予防接種法施行令、予防接種法施行規則、予防接種実施規則、予防接種ガイドラインなど、順守する法令や規則はあるのですが、各医療機関でどのように実施するかという手順書がありませんでした。

　この本をもとに、それぞれの医療機関で手順書を作成して、被接種者に対するより安全で有効な予防接種が提供できる体制を構築し、それを維持・更新してください。予防接種にかかわる一人ひとりが努力することで、予防接種事故の回避ができると信じています。何かお気づきの点がありましたら、著者まで連絡をください。

崎山　弘

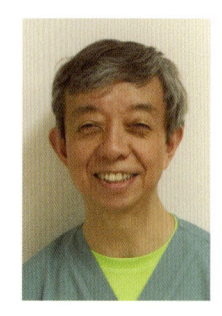

著者プロフィール

崎山 弘（さきやま・ひろし）
医療法人社団 崎山小児科 理事長。
〒183-0042 東京都府中市武蔵台 3-2-2

三重大学医学部卒業。東京大学病院小児科、関東労災病院小児科、都立府中病院小児科を経て、1989年に崎山小児科を開業。東京大学医学部非常勤講師、三重大学医学部非常勤講師。予防接種に関する研究に関与し、厚生労働省予防接種研究班で予防接種率についての調査を担当。

■参考文献

1）Risk-Benefit Analysis　著者：Richard Wilson and Edmund A.C.Crouch
発行者：The Center for Risk Analysis Harvard University　出版年：2001年
Risk（危険性）の定義などは、この書籍を参考にした。4章に、危険性の受け止め方（Perception of Risk）という項目があり、危険性を大きく感じたり、過小評価したりする認知の歪み（Bias）について詳しく書かれている。

2）Jens Rasmussen、Skills, Rules, and Knowledge; Signals, Signs, and Symbols, and Other Distinctions in Human Performance Models
IEEE Transactions on Systems, Man, and Cybernetics Vol.SMC-13, No.3, May/June 1983
Signal（規制標識）、Sign（警戒標識）などの記載はこの論文による。

品質リスクマネジメントに関するガイドライン
薬食審査発第 0901004号、薬食監麻発第 0901005号、平成18年9月1日
厚生労働省医薬食品局審査管理課長通知
厚生労働省医薬食品局監視指導・麻薬対策課長通知
http://www.pmda.go.jp/ich/q/q9_06_9_1.pdf

予防接種における間違いを防ぐために
2014年3月発行、厚生労働科学研究　新型インフルエンザ等新興・再興感染症研究事業「予防接種後副反応サーベイランスの効果的な運用とその行政的な活用のあり方に関する研究」研究代表者：多屋馨子（国立感染症研究所感染症疫学センター）

予防接種の事故防止ガイド

2014年9月1日　第1刷発行　2015年3月20日　第2刷発行
著　者　崎山 弘
発行者　市川玲子
発行所　有限会社 健康と良い友だち社

〒141-0032 東京都品川区大崎 4-3-1
TEL 03-5437-1055　FAX 03-5437-1056

デザイン　居村世紀男（株式会社 禅）
イラスト　高野真由美
印　刷　そうめいコミュニケーションプリンティング
Ⓒ Hiroshi Sakiyama 2014 Printed in Japan
ISBN 978-4-902475-06-7 C3047

落丁・乱丁本は、送料小社負担でお取り替えいたします。
本書の内容の一部あるいは全部を無断で複製複写（コピー）することは、著作権法上の例外を除き禁じられています。